Komplementäre Medizin im interdisziplinären Diskurs

herausgegeben von

Dr. med. Brigitte Ausfeld-Hafter
Dr. med. Martin Frei-Erb
Dr. med. Ursula Wolf

(Kollegiale Instanz für Komplementärmedizin
der Universität Bern, KIKOM)

Band 16

Peter Lang
Bern · Berlin · Bruxelles · Frankfurt am Main · New York · Oxford · Wien

Brigitte Ausfeld-Hafter (Hrsg.)

Chronobiologie

Zeitordnung von Lebensvorgängen

Peter Lang

Bern · Berlin · Bruxelles · Frankfurt am Main · New York · Oxford · Wien

Bibliografische Information Der Deutschen Bibliothek
Die Deutsche Bibliothek verzeichnet diese Publikation in der Deutschen
Nationalbibliografie; detaillierte bibliografische Daten sind im Internet
über ‹http://dnb.ddb.de› abrufbar.

ISSN 1422-4743
ISBN 978-3-0343-0559-4

© Peter Lang AG, Internationaler Verlag der Wissenschaften, Bern 2010
Hochfeldstrasse 32, CH-3012 Bern
info@peterlang.com, www.peterlang.com, www.peterlang.net

Inhaltsverzeichnis

Vorwort

Die Zeit kommt aus der Zukunft, die nicht existiert, in die Gegenwart, die keine Dauer hat, und geht in die Vergangenheit, die aufgehört hat zu bestehen.

Augustinus

Mit diesem Buch halten Sie, verehrte Leserin, verehrter Leser, die schriftliche Form der fünfzehnten Folge der interdisziplinären Vorlesungsreihe, welche die Kollegiale Instanz für Komplementärmedizin KIKOM seit 1995 jeweils im Wintersemester (neu im Herbstsemester) an der Universität Bern veranstaltet, in der Hand. In diesem Band sind Beiträge zum Thema Zeit und ihrer Auswirkung auf den Menschen zusammengefügt. Leben ist ohne den Begriff der Zeit undenkbar und ein herausragendes Merkmal der belebten und unbelebten Natur ist ihre rhythmische Ordnung. Zeit erfahren wir täglich vor allem durch den stetigen Wechsel von Licht und Dunkelheit, von Aktivität und Ruhe.

Prof. Dr. Ursula Pia Jauch plädiert dafür (nach Henri Bergson), das Wort *Zeit* zu streichen und durch *Durée* zu ersetzen, weil damit die Dauer und die gefühlte Daseinserfüllung besser dargestellt werden. Auch meint sie folgendes:

Mein Argument geht nur dahin, dass alle Kulturformen, alle grossen Leistungen der Menschheitsgeschichte, entstanden sind, nicht, weil man Zeit sparen wollte, sondern weil man die Zeit vergass.

Dr. med. Armin Koch, Arzt für Allgemeine Medizin FMH widmet sich der zeitlich optimierten Akupunkturtherapie:

Wir haben gesehen, dass naturwissenschaftliche und daoistische Betrachtungsweisen durchaus miteinander vereinbar sind. In der Naturwisschenschaft sammelt sich durch die kausal-analytische Vorgehensweise enorm viel Detailwissen an. Dieses Detailwissen passt bestens in das induktiv-synthetische Gedankengebäude des Daoismus, das die Grundlage der Chinesischen Medizin bildet.

Mein Beitrag über den «Lauf der Dinge» befasst sich ebenfalls mit der Chronobiologie wie sie die Traditionelle Chinesischen Medizin kennt. Unter anderem geht er auf die circadiane Wahrnehmung des Schmerzes ein.

Die Chinesische Medizin geht davon aus, dass die Zeit als Diagnostik- und Therapiehilfe
eine wichtige Rolle spielt. Der Rhythmik der Lebensenergie je nach Jahres- oder Tageszeiten kommt daher eine grosse Bedeutung zu.

Mein wissenschaftlicher Assistent lic. phil. Marko Nedeljković berichtet:

Inwiefern sich das Ausüben von Taiji günstig auf die Herzratenvariabilität auswirkt. Dies
wurde von verschiedenen Forschern untersucht und die Ergebnisse dazu werden zusammengefasst.

Dr. med. Martin Frei-Erb erklärt in seinem Beitrag die wichtigen Modalitäten:

Bei einer homöopathischen Behandlung ist die Erfassung der Gesamtheit der charakteristischen Symptome essentiel. Modalitäten, das heisst verbessernde oder verschlechternde
Einflüsse auf Symptome, sind ein wichtiger und unentbehrlicher Bestandteil der homöopathischen Fallaufnahme. [...] Ohne Modalitäten ist ein Lokalsymptom nicht vollständig,
womit es für die Fallanalyse kaum von Nutzen ist.

Der wissenschaftliche Mitarbeiter der Abteilung Anthroposophische Medizin und Sprachtherapeut der KIKOM Dietrich von Bonin, MME, bezieht sich auf …

[...] die Untersuchung von Wirkungen der therapeutischen Textrezitation auf Atmung,
Herzrhythmik und weitere Parameter der Blutzirkulation, wie sie in der Anthroposophischen Medizin seit mehr als achtzig Jahren zur Anwendung kommt.

Die Kollegin für Anthroposophische Medizin Dr. med. Ursula Wolf führt aus:

Vergangenheit und Zukunft sind Polaritäten innerhalb des Zeitverlaufes. Die Möglichkeit
einer vermittelnden Tätigkeit im Sinne eines rhythmischen Geschehens besteht, zwischen
Vergangenheit und Zukunft, in der Gegenwart. Der Mensch hat grundsätzlich die Möglichkeit, in dem er Vergangenes wahrnimmt und für Zukünftiges die Vorstellung und den
Willen entwickelt, in der Gegenwart tätig zu werden.

Prof. emeritus Anna Wirz-Justice und Dr. med. Carmen Schröder widmen sich der Lichttherapie:

Schon seit Jahrhunderten haben Ärzte und Wissenschafter Veränderungen in unseren biologischen Rhythmen mit Gemütsstörungen in Bezug gesetzt. Eines der herausragendsten
klinischen Zeichen der affektiven Störungen ist dabei die Periodizität des Rückfalls – so
unterliegt die affektive Störung im Fall der Winterdepression einem saisonalen Rhythmus
[...]. Tageszeitabhängige Stimmungsschwankungen und frühmorgendliches Erwachen bei
Depressionen sind inzwischen als diagnostische Kriterien in psychiatrischen Diagnosesystemen etabliert.

Folgende Redner verzichteten auf einen schriftlichen Beitrag im Buch: Prof. Dr. med. Urs Frey, Kinderklinik, Universität Bern, «Chronisches Asthma: ein komplexes, dynamisches Regulationssystem?» und Prof. Dr. phil. Ueli Schibler, Departement Molekularbiologie, Universität Genf: «Die täglichen Rhythmen von Organen, Zellen und Genen».

Der letzte Vortrag unter dem Titel «Musikalische Lebensrhythmen» wurde von Matthias Kofmehl, Musiker und Dozent für Waldhorn und Alphorn, mit vielen musikalischen Beispielen versehen und bildete einen speziellen und wunderbaren Abschluss dieser Reihe.

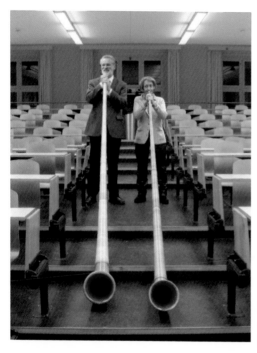

Matthias Kofmehl und Brigitte Ausfeld am 17. Dezember 2009 bei der Hauptprobe zur Vorlesung

Dieses Buch enthält somit eine bunte Palette von Überlegungen zum Thema *Chronobiologie*. Die Arbeit daran hat viel Zeit und Mühe gekostet und ich möchte allen Beteiligten ganz herzlich für die wertvolle Mitarbeit danken.

Aarau im Juli 2010   Dr. med. Brigitte Ausfeld-Hafter
Dozentin für Traditionelle Chinesische Medizin / Akupunktur
Kollegiale Instanz für Komplementärmedizin KIKOM
Universität Bern

Dem Glücklichen schlägt keine Stunde.
Ein paar philosophische Anmerkungen zum Thema Zeit

URSULA PIA JAUCH

Meine Damen und Herren[1]

Zu den Absonderlichkeiten des Lebens auch des spätmodernen Menschen gehört es, dass wir über sehr viele Dinge und Verhältnisse *nicht* mehr nachdenken, und zwar gerade *nicht*, weil wir sie «verstanden» haben oder weil die Wissenschaft sie uns definitiv «erklärt» hätte. Nein. Wir denken gerade deswegen nicht mehr über gewisse Dinge nach, weil sie uns als selbstverständlich *erscheinen*, da wir tagtäglich mit ihnen umgehen müssen, auch wenn wir sie in ihrer Tiefenstruktur gar nicht mehr erfassen oder – vielleicht – gar nie erfassen können. Zu diesen Absonderlichkeiten, die der menschliche Alltag zu sprachlich geronnenen Realitäten transformiert hat, gehört auch die «Zeit». Zeit: Ein Wort mit nur vier Buchstaben (also eine Art philosophisches *four-letter-word*) und ein Phänomen von einer ungeheuerlichen Tragweite. Indem wir die «Zeit» benennen können, scheint sie auch zu existieren, gleichsam «materiell» und geradezu physisch da zu sein, zu verrinnen, abzulaufen, unser Leben zu takten, und zwar unerbittlich.

> Eins, zwei, drei! Im Sauseschritt
> Läuft die Zeit; wir laufen mit.

Eine Gesellschaft im Zeitdruck

Dieser kleine Schüttelreim gehört zum deutschen Kulturgut, wir zitieren ihn ohne grosse Bedenken; wissend, dass er ein allgemeines Lebensphänomen versinnbildlicht. Irgendwo läuft unerbittlich das grosse Rad der Zeit, wir Menschen

---

1 Vortrag gehalten am 17. November 2009 an der Universität Bern.

laufen mit; etwas grössere Hamster, aber im Rad so gut wie jene possierlichen Tierchen, die wir bemitleiden, weil sie nicht wissen, wie ihnen geschieht.

> Eins, zwei, drei! Im Sauseschritt
> Läuft die Zeit; wir laufen mit.

Die Verse stammen von Wilhelm Busch, zu finden sind sie in im *Julchen* und in der *Frommen Helene*; zwei Werke, die im letzten Drittel des 19. Jahrhunderts entstanden sind. Wilhelm Busch gilt den meisten Menschen noch heute als deutscher Humorist und früher Comiczeichner; als bitterböser Kinderunterhalter und ironischer Alterströster à la:

> Es ist ein Brauch von alters her
> Wer Sorgen hat, hat auch Likör!

Wenige hingegen wissen, dass Wilhelm Busch – der übrigens einer der frühesten Schopenhauer-Anhänger war – mit Fug als einer der bedeutendsten Philosophen des deutschen Alltagslebens gesehen werden kann. Ich wage zu behaupten, dass Kants *Kategorischer Imperativ* fast auf tönernen Füssen steht, wenn man die Tragweite bedenkt, die von Wilhelm Buschs wie nebenher in der *Frommen Helene* hingeschriebenem Satz ausgeht, der da lautet:

> Das Gute – dieser Satz steht fest
> Ist stets das Böse, was man lässt!

Wie viel Elend hätte Deutschland der Welt erspart, wenn es im 20. Jahrhundert auf *diesen* Wilhelm Busch gehört hätte. Das aber nur nebenbei.

Wenn Sie nun meinen, dass ich mit diesem kleinen Exkurs wertvolle Referatszeit «verloren» habe, meine Damen und Herren, so möchte ich dies bestreiten. Erstens habe ich mir erlaubt, meinen eigenen Zeitbegriff einzubringen, will heissen: Ich bin produktiv abgeschweift, habe einen Denk-Umweg nach meinem eigenen Denk-Takt gemacht, und es ist nicht ausgeschlossen, dass dieses Herum-Denken in seiner zeitlichen Unbesorgtheit nicht doch auf eigenwillig klaren Pfaden direkt zum Gegenstand führt. In diesem Falle wäre der Gegenstand das 19. Jahrhundert, dessen später Gast Wilhelm Busch gewesen ist. Denn in Wilhelm Buschs Alltagsphilosophie zeigt sich nach Hegels Motto, wonach die «Philosophie ihre Zeit auf den Begriff gebracht» ist, just der Zeitbegriff des 19. Jahrhunderts.

Oder ein bisschen klarer: Wenn wir an Wilhelm Busch denken, dann denken wir vielleicht an eine lauschige Abendstunde, ein Glas Bier und ein Max-und-Moritz-Büchelchen; vor unserem geistigen Auge sehen wir eine Witwe Bolte, die noch gemächlich Sauerkraut in grossen Fässern gären lässt, ein ordentliches Nickerchen hält und gelegentlich mal nach den Hühnern schaut. Zeit, gar Arbeitszeit und Stundentakt gibt es da nicht. Wir denken an die sogenannt «gute alte Zeit» also, in der noch niemand ein «Zeitbudget» hatte, die Menschheit sich noch nicht nach dem präzisen Takt-Fahrplan einer S-Bahn von A nach B schaufeln liess und noch kein Computer-Programm uns vorgab, wie lange wir zum Abarbeiten unserer täglichen E-Mails brauchen dürfen und wann sich uns allenfalls ein «Zeitfenster» für eine kleine Träumerei oder eine zeitraubende Liebe – was ja heute fast schon ein rebellischer Akt ist – öffnete.

Zeit = Arbeit = Wert = Geld

Diese «gute alte Zeit» freilich kann gar nicht so gut gewesen sein. Denn schon um 1870 sind die Menschen bei Wilhelm Busch dabei, mitzurennen in einem fremden und sklavischen Takt; ein Takt, den ihnen eine nicht weiter identifizierte Grösse namens «Zeit» vorgibt. Wilhelm Buschs «Zeit» ist die Zeit der Industrialisierung; eine Ära, in der die «Zeit» zu einer ökonomischen Grösse geworden war, die sich klar berechnen und in eine werttheoretische Logik einpassen lässt. Zeit ist Arbeitszeit, und diese ist wertschaffend. Es soll Benjamin Franklin gewesen sein, der im späten 18. Jahrhundert das heute erstaunlicherweise noch immer gültige allgemeine Credo der Warengesellschaft – Sie kennen es alle: «Zeit ist Geld» – auf seinen verhängnisvollen Weg geschickt hat. Es ist eine besondere Ironie der Geschichte, dass die Menschheit noch nie so extrem wie heute alle Lebensbereiche nahtlos jener fatalen Arbeitswerttheorie untergeordnet hat, wie sie schon von Karl Marx 1859 in seiner politischen Ökonomie analysiert worden ist. (Ein Laptop ist nach 2 Jahren «alt», wir aber leben nach einer Zeitökonomie, die schon 150 Jahre alt ist …) Zurück zur Werttheorie: Die allgemeine Regel lautet – ausgehend von Adam Smith, David Ricardo und schliesslich Karl Marx: Der Wert einer Ware wird durch die zur Produktion notwendige *Arbeitszeit* bestimmt, immer vorausgesetzt, dass die Ware einen Gebrauchswert hat. Etwas kürzer und in der fatalen Dynamik dargestellt, die diese Arbeitswerttheorie auf alle menschlichen Lebensbereiche

ausübt: Wir können gar nichts mehr unter dem Horizont der «ablaufenden»,
also der «konsumierten» Zeit tun, ohne gleichsam im Geist eine warentheore-
tische Berechnung anzustellen, wie viel Geld wir in der verbrauchten Zeit
hätten verdienen beziehungsweise verlieren können. So können Sie jederzeit
berechnen, wie viel Zeit- bzw. Wertverlust Sie ein paar Schäferstündchen, das
Aufziehen von Kindern, eine Scheidung etc. gekostet hat. Es gibt dafür längst
allgemein verwendbare zeitsoziologische Wertetabellen.

Und wenn Sie meinen, ich sei mit meinen Beispielen etwas zynisch, dann
muss ich Sie eines anderen belehren. Wir haben jetzt gerade (wieder eine
vermeintlich unnötige Abschweifung = Strapazierung meines Redner-Zeit-
budgets); wir haben gerade jetzt im Bildungssektor mit dem Einführen der
sogenannten «Bologna»-Reform sehen können, wie einer der letzten «wert-
freien Räume», nämlich das Studium und die Orientierungsphase der Bil-
dung und der Ausbildung, gnadenlos unter die Logik einer eindimensionalen
Arbeitszeit-Werttheorie geschlagen worden sind. Und zwar mit der in ganz
Europa geltenden Bildungs-Valuta der sogenannten *Credit Points*. Ein *Credit
Point* hat den Wert von 30 studentischen Arbeitsstunden. Oder etwas an-
schaulicher: Sogar ein Philosophiestudent fragt sich heute nicht mehr, ob er
sich eher für Hegels Geschichtsphilosophie, Heideggers Technikkritik oder
Wittgensteins Spätphilosophie interessiert. Sondern: Das *Credit Point* System zwingt ihn dazu, sich zu fragen, wo er / sie mit dem Einsetzen von möglichst
wenig Zeit am meisten Punkte schiessen kann. Eros des Lernens? Ästhetik des
Lehrens? Neugier? Versinken im Gespräch? In einer Frage? Produktive Umwege? Das gibt alles keine *Credit Points*, ist also Zeit- und somit Wertverlust.
Oder etwas schärfer formuliert: Die Politiker und Bildungsminister haben es
geschafft, auch noch den Umstand (mit Goethes Faust):

> Dass ich erkenne, was die Welt
> Im Innersten zusammenhält.[2]

unter die Warengesetze zu schlagen. Schon Bildungszeit ist Geld. Nackter hat
die Menschheit nie dagestanden.

Und gestatten Sie mir noch eine weitere, auch nicht gerade beschaulich
stimmende Bemerkung: Die generelle Durch-Ökonomisierung fast aller Gesell-
schaftsbereiche ist Folge und Hintersicht eines eindimensionalen Zeitbegriffes,

---

2 *Faust I*, Vers 382.

in welchem die «Zeit» nur noch linear und werttheoretisch erscheint. Wir «haben» und «verlieren» Zeit, genauso, wie wir Geld «haben» oder «verlieren». Die «Zeit» ist dabei zu einem Abstraktum geworden, das uns ängstigt, das uns subkutan terrorisiert, das uns vermittelt, wir seien Wesen, die hoffnungslos immer *hinter* der Zeit her laufen oder *unter* ihr – Stichwort «Zeitdruck» – leiden. Nur Tiere, Kinder, ein paar Zeit-Asoziale und die in friedlicher Demenz von sich hinschlummernden Menschen scheinen noch nicht oder nicht mehr affiziert zu sein von diesem geradezu neurotischen Zeit-Verlust-Begriff einer Epoche, deren Drangsal sich schon bei Wilhelm Busch ankündigte – eben:

Eins, zwei, drei! Im Sauseschritt
Läuft die Zeit; wir laufen mit.

Wolkenwollige Zeitträume

Meine Damen und Herren. Stellen Sie sich vor: Sie wachen an einem wolkenwolligen Samstagmorgen auf, kein Wecker hat Sie aus dem Schlaf gerissen, das Wetter draussen ist diffus, die Dinge, die Sie sich fürs Wochenende vorgenommen haben, sind nicht wirklich wichtig, die Zeit träufelt etwas vor sich hin, sie scheint sich gar zu dehnen, auf dem Plattenspieler liegt eine alte Vinylplatte aus einer längst vergangenen Zeit; Léo Ferré – ein Sänger, der auch schon längst tot ist – lässt mit weicher Stimme Sätze an Ihr Ohr dringen, die Sie an andere Zeiten erinnern, als das Leben eine zwar schmerzhafte, aber intensive und nach vorne hin offene Angelegenheit war; Überraschungen, Umwege, Stillstand, Seelentaumel, Schmerz & Nachdenken inklusive.

Avec le temps, avec le temps – tout s'en va
On oublie les passions, on oublie les voix
Samedi soir la tendresse s'en va
Avec le temps, avec le temps
on n'aime plus …

Sie hören den Text dieses Liebes-Liedes, das vom Ende einer Liebe berichtet und vom Schmerz und von der «Zeit, die alles heilt», wie unsere Mütter noch zu sagen pflegten. Und stimmt es nicht? «Mit der Zeit» wird vieles erträglich, versinkt im Schatten, beginnt, jene klaren Konturen zu verlieren, die einst schmerzten und die die Signatur der Tragik ins eigene Leben schnitten. Das Lied stammt aus den 1970er Jahren; das französische Chanson hüllte damals unser Leben in einen weichen, poetischen, eigenartig melancholischen Raum, der uns heute – in den hektisch und maschinenharten Zeiten von Techno und Rap – wie Lichtjahre entfernt erscheint. Und eigenartigerweise gibt es heute immer mehr Leute, die sich aus dem überreizten, spätmodern getakteten Zeitbegriff davonstehlen wollen. Der Bekannte A geht auf den «Jakobsweg», Freundin B nimmt sich eine «Auszeit» in einem Kloster, ein dritter sucht in seiner schwer gefüllten Agenda immerhin nach «Zeitfenstern», ein vierter fragt sich, kurz vor der Pensionierung, ob es das denn gewesen sein könne; erst dieses Nie-Zeit-Haben, und nun dieser ängstigende Überfluss an Zeit.

Unbehagen an der linearen Zeit

Meine Damen und Herren: Wenn wir von vergangenen Zeiten reden oder von einer «Zeit, die alles heilt» oder von «Auszeiten», dann zeigt sich darin das tiefe Unbehagen an jenem eindimensionalen, einzig quantifizierbaren und damit geradezu daseinsfeindlichen Zeitbegriff, den uns die Alt- und Neumeister der Ökonomie als den einzig angebrachten haben weismachen wollen. Dieser quantifizierte Zeitbegriff – also die Beschreibbarkeit aller Ereignisse (und letztlich auch einer menschlichen Biographie) auf der Folie von gnadenlos getakteten Tausendstelsekunden – hat uns ja in eigenartige Paradoxien gebracht: Wir können in einer Tausendstelsekunde eine elektronische Botschaft in die nordöstlichste Provinz von Sichuan senden, aber wir schaffen es zeitlich gar nicht mehr, die täglich sich stauenden E-Mails abzuarbeiten. Wir fahren hochpotente Autos, die in 9,8 Sekunden auf 210 Stundenkilometer beschleunigen *könnten*, aber wir stehen mit diesen Potenzmaschinen doch dauernd im Stau. Oder: Wir haben gelernt, mit Multitasking, effizientem Zeitmanagement und gnadenlosem Selbstmanagement das Maximum aus unserer Arbeitszeit herauszuholen, aber die Partnerin/der Partner läuft uns trotzdem davon. Oder etwas romantischer: Wir arbeiten noch schneller und finden trotzdem kein «Zeitfenster» mehr für so etwas «Zeitfernes» (oder auch: Zeitintensives) wie Freundschaften oder gar Liebe. (Auch die «Liebe» übrigens ist – wie die «Zeit» – ein philosophisches *four* beziehungsweise *five-letter-*

word. Wir können das Wort aussprechen. Wir wissen aber nicht, was wir genau meinen.)

Kurzum: Unser Umgang mit der gemessenen Zeit trägt längst die Signatur des Paradoxons. Je mehr wir tun, desto schneller müssen wir es tun. Wer eine Arbeit in drei Minuten erledigen kann, muss damit rechnen, dass er sie morgen in zwei Minuten fünfzig Sekunden erledigen muss und übermorgen vor dem Kollaps steht. Es gilt nicht die Formel, weniger ist mehr, sondern deren genaues Gegenteil: *Immer mehr wird immer weniger.* Das spätmoderne Zeitmanagement, das sich über alle Lebensbereiche gestülpt hat, hat zu einer *kompletten Entwertung der Zeit* geführt, und zwar insofern, als ihr Grenznutzen immer mehr nach unten gesetzt worden ist. Oder anders: Die andauernde Leistungssteigerung gilt nicht nur für den Takt der Maschinen, sondern auch in Bezug auf alles Menschliche.

Tempo, nicht Zeit

Auf der einen Seite – der Wertökonomie – haben wir also andauernde Anspannung und Leistungssteigerung. Auf der anderen Seite – nennen wir sie das Daseinsmässige – steht die zunehmende Erschöpfung, Entleerung, Sinnlosigkeit eines Tuns, bei dem nur noch die Zeitersparnis als positiver Wert erscheint. Die spätmoderne Gesellschaft teilt sich in eine Gruppe von Menschen, die das vorgegebene Tempo noch mithalten können (oder müssen), und in eine Gruppe von Menschen, die herausfallen oder die sich heraushalten können. Das freie Verfügen über Zeit hat schon immer zu den sozialen Privilegien gehört. Heute aber ist es so, dass eine souveräne, sozusagen bedürfnisgerechte Zeitgestaltung in der sozialen Hierarchie nur ganz zu oberst und ganz zuunterst stattfindet. Alle andern Menschen rennen einem Zeitbegriff nach, der nicht mehr mit «Zeit», sondern vor allem: mit *Tempo* zu tun hat. Erstaunlicherweise – oder bezeichnenderweise – hat das schnell griffbereite und schnell auch wieder entsorgte Tempo-Taschentuch sich just in den frühen 1960ern auf dem «Markt» definitiv durchsetzen können; in einer Zeit also, als das selbst gewaschene, selbst gebügelte und vielleicht noch mit zeitluxuriösen handgehäkelten Spitzen verzierte Taschentuch nicht mehr in das Zeitbudget einer Gesellschaft im Taumel des Wirtschaftswunders passte.

Zeitlos erschöpft

Zu dieser Temposignatur der Arbeitszeit gehört die latente Erschöpfung all derjenigen, die ihr Dasein ohne tempofreie Zonen gestalten müssen. Man kann diese latente Erschöpfung an den Wochenenden beobachten, wo Horden von Menschen in die wie Pilze aus dem Boden geschossenen «Wellness»-Zentren pilgern und sich mit Entspannungs-Massagen und eingelullt von einer vor sich hinplätschernden Zen-Musik-Sauce ruhig zu stellen versuchen, auf dass sie am Montag das Hamsterrad wieder für eine Woche ertragen. Wer sich noch wundert, dass in einer Gesellschaft, deren Signatur die latente Erschöpfung ist, die sogenannten «Gesundheitskosten» genauso exponentiell steigen, wie die allgemeine Beschleunigungs- bzw. Wachstumskurve ansteigt, der hat wirklich nichts verstanden seinerzeit, bei den Grundalgen der politischen Ökonomie.

Meine Damen und Herren. Gewiss. Das mag stellenweise wie eine Karikatur oder eine bösartige Sozialsatire erscheinen. Aber es ist doch eigenartig genug, dass der dominante Zeitbegriff heute *noch immer* jener alte physikalische, messbare und also der berechenbaren Zeitökonomie zugrundeliegende ist, wie wir ihn noch immer in den Nachschlagewerken finden: «Die Zeit ist eine physikalische Grösse. Das Formelzeichen ist t, ihre Standardeinheit ist die Sekunde = s.»

Ich halte dies nicht nur für falsch, sondern für längst überholt. Verglichen mit anderen Zeitbegriffen hat der physikalische Zeitbegriff eine sehr junge und auch schon wieder überholte Biographie. Verbreiten können hat er sich erst mit der Uhr als dem «Zeitmessgerät», nahtlos durchgesetzt ist er wohl erst seit der Industrialisierung, als die mehrheitlich in den Rhythmen der Landwirtschaft tätige Menschheit zu Fabrikarbeitern mutierten, die nicht mehr den Aussaat- und Erntezeiten folgten, sondern der gleichförmigen Frequenz einer Maschine. Diese Ersetzung des Rhythmus (alles Lebendige hat einen Rhythmus) durch die *Frequenz* ist wohl daseinsmässig einer der grössten Einschnitte in die Befindlichkeit des Menschen. Der Soziologe Norbert Elias hat dies schon 1939 in seinen Analysen über den «Prozess der Zivilisation» eindrücklich beschrieben. Courtoisie, Höflichkeit, zeitraubende symbolische Handlungen, ausgedehnte Festivitäten, lange epische Gedichte passen nicht mehr in eine Zeit, die mit der Dampfmaschine angetrieben wird und in der die Geld- = Zeitwirtschaft vorherrscht.

Liebe im spätmodernen Zeitbudget

Gestatten Sie mir noch einmal eine abschweifende Zwischenbemerkung zum *five-letter-word* «Liebe»: Das Schicksal der «Liebe» oder des «Eros» in spätmodernen Zeiten hat ja just auch damit zu tun, dass sich – ausser den sogenannten Lebenskünstlern und den «Freien» – kaum mehr jemand leisten kann, sich in einer völlig zeitrebellischen Liebe zu verlieren. Wer die hohe Blüte des Minnesangs kennt und das Kulturprodukt der höfischen Courtoisie, wird sich ja wohl nicht vorstellen können, dass Gottfried von Strassburg nach fünfzehn Versen «Tristan»-Rezitation abbricht und seine Angebetete darauf hinweist, dass leider sein Zeitbudget zu knapp sei, um der holden Dame die ganze schöne Minnelyrik zu Ende vorzutragen, weil irgend eine Sitzung oder ein Projekt X wichtiger seien. Oder anders gesagt: Die Abschaffung der «Galanterie» im Rahmen der sogenannten «Frauen»emanzipation mag vielleicht zur Frauen»befreiung» beigetragen haben (wobei hier die Befreiung [= das Recht auf Arbeit] für Frauen ja vor allem die Unterordnung unter den Zeittakt der Arbeitswelt bedeutet hat, und was darin so wahnsinnig Befreiendes liegt, sollte man angesichts des Elendes der alleinerziehenden und in schlechten Lohngruppen tätigen Frauen wieder einmal diskutieren). Also nochmals: die Abschaffung der «Galanterie» in den 1970er-Jahren mag zwar ein «feministisches» Postulat gewesen sein. Aber das Abschaffen der «alten» Höflichkeitsformen ist der Durchrationalisierung eines geschlechtsneutralen Zeit- und Arbeitswertbegriffes und der allgemeinen Ökonomisierung der ganzen Lebenswelt ja nur entgegengekommen. Einer Dame die Tür aufzuhalten ist ein ähnlicher Zeitverlust, wie es ein Zeitverlust ist, wenn eine Dame sich bei einem Herrn noch mit einem zweikommaeins Sekunden langen Lächeln für eine an sich unnötige Aufmerksamkeit bedankte.

Und wenn Sie nun meinen, ich wolle die verstaubten Zeiten beschwören, als die Frauen noch kein Stimmrecht, dafür viel zu tun hatten in der Küche, so muss ich Sie eines anderen belehren: *Mein Argument geht nur dahin, dass alle Kulturformen, alle grossen Leistungen der Menschheitsgeschichte, entstanden sind nicht, weil man Zeit sparen wollte, sondern weil man die Zeit vergass.* Insofern, meine Damen und Herren, sind Höflichkeit, Courtoisie und andere von der heiligen Ökonomie über Bord geworfenen Formen der Zivilisation und der Umgangskultur heute geradezu rebellische Akte. Seien Sie höflich! Sie läuten damit schon eine andere Zeitkultur ein.

Die Philosophie und die Zeit

Was hat die Philosophie zur «Zeit» zu sagen? Hat sie wirklich eine Alternative? Zunächst einmal: Die Philosophie fragt. Sie fragt beispielsweise: Wie ist die Zeit denn überhaupt in die Welt gekommen? Immerhin: Das Phänomen «Zeit» auf der reinen Wortebene hat sich nur sehr langsam im Denken des Menschen eingenistet. Erst in den platonischen Spätdialogen, vor allem im *Timaios*, verfasst um 360 v.Chr., wird ein erster Zeitbegriff entwickelt. Doch die Frage, wie die Zeit entstanden ist, ist philosophisch gesehen zunächst eine Frage darüber, wie etwas überhaupt «anfangen» kann (eine Frage übrigens, die bis heute nicht geklärt ist, weder in der Kosmologie noch in der Physik noch in der Neurobiologie). Im platonischen Dialog *Timaios* ist es der Astronom Timaios von Lokri, der darüber nachdenkt, wie das Universum erschaffen worden ist und weshalb etwas ist und nicht vielmehr nichts. Die Ursache für die Welt ist ein Demiurg, also ein Schöpfergott, der die Welt aus dem Chaos der Elemente geschaffen und ihr eine vernünftige Weltseele mitgegeben hat. An einer bestimmten Stelle – für Altphilologen: *Timaios* 37 c – wird die Zeit genannt als Abbild des Äon, also als Abbild der Ewigkeit. *Zeit also ist bei Plato ganz und gar nicht eine gestundete, physikalische, berechenbare, ablaufende und damit endliche Zeit. Sondern es ist das Fliessen von Daseinszuständen von einem Gestern über ein Heute in ein Morgen.*

Alles Seiende, also auch jedes körperlich organisierte Wesen, nimmt insofern an dieser ewigen Zeitlichkeit oder zeitlichen Ewigkeit teil, als seine Seinsformen an der unendlichen Weltseele partizipieren, auch wenn der einzelne Körper endlich sein mag. Der Körper des Menschen ist Materie und als Materie nimmt er vor seinem lebensweltlichen Anfangen und nach seinem Verschwinden weiterhin an der Unendlichkeit der Materie teil. (Sie sehen hier, dass das Christentum mit seiner Seelehre sehr wohl einen Teil der platonischen Ideenlehre unter seine ideologische Oberhoheit zu schlagen verstand.) Zeit und Ewigkeit sind im platonischen Ursprungsmythos *nicht getrennt* gesetzt. Ähnliches findet sich auch in den anderen Anfangmythen der Antike. Betrachten wir nur schnell noch die griechische Mythologie: Sie kennt den Gott Chronos, der seine eigenen Kinder frisst, und damit ist gemeint, dass er nicht nur die Vergangenheit, sondern auch die Zukunft beherrscht.

Bei Plotin, in den *Enneaden* (entstanden um 260 n.Chr.), erzählt der Mythos, dass sich in der noetischen, geistigen Sphäre eine Kraft befand, die unzufrieden war über ihr bisheriges Dasein und deswegen nach Neuem Ausschau hielt. Sie suchte mehr, als bei ihr war. Mit «Aberwitz» und «Übermut» – so Plotin – strebte diese Kraft über sich selbst hinaus und wurde bestraft, und zwar, indem sie in ein Getriebensein hineinkam, das den Zeitgedanken enthielt. Auch dieser Mythos ist aufschlussreich. Denn er enthält als akutes und handelndes Moment die Unzufriedenheit mit einem gegebenen Zustand und den Übermut, etwas Neues kennen zu lernen. Man könnte sagen, hier findet sich die *Ursprungsgeschichte jeder Moderne*. In das träge Da-Sein kommt plötzlich ein Wille hinein, der gerichtet ist wie ein Energievektor; Wollen bedeutet: von A nach B wollen, und mit dem Raum zwischen A und B ist auch der Vektor Zeit erschaffen. Bei Plotin ist es die Unzufriedenheit, die die Neugier nach dem Neuen freisetzt. Mit dem Neuen kommt die Zeit in den Kosmos und mit ihr das irreversible Getriebensein. Auch hier kann man unschwer die christliche Passung zum Plotinischen Entstehungsmythos erkennen, nämlich die Vertreibung aus dem Paradies. Adam und Eva leben in einem zeitenthobenen Paradies des Daseins; im Garten Eden gibt es keine Aufregung und auch keine Bedürfnisse, Lüste oder Triebe (auch keinen Sexualtrieb).

Plötzlich – das ist das erste Zeitwort – essen Adam und Eva vom verbotenen Baum der Erkenntnis und werden aus dem Paradies der Zeitlosigkeit hinausgejagt in eine Welt, in der das Getriebensein, die Mühsal und die Plackerei herrschen. Erst nach der Vertreibung aus dem Paradies haben Adam und Eva auch Triebe. Und es ist ganz logisch, dass es im Garten Eden noch kein Schamgefühl gab. Denn die Scham ist die Kehrseite der Triebe, des Getriebenseins. Eva muss nun gebären, noch dazu unter Schmerzen. Mit der Geburt kommt der Tod und damit die lineare, ablaufende, knappe, finale und bedrängende Zeit in die Welt. Die Vertreibung aus dem Paradies ist ein Hinausgetriebenwerden in eine Sphäre, in der die Zeit herrscht und das Getriebensein. Schöpfungsmythen – sowohl die antiken polytheistischen wie die späteren monotheistischen – enthalten immer auch den Gedanken der Schöpfung der Zeit. *Schöpfung ist Zeitschöpfung.*

Augustin als Zeitphilosoph

Noch bei Augustin – also am Übergang vom 3. zum 4. nachchristlichen Jahrhundert – wird es heissen: *initium ut esset, creatus est homo* – «Damit ein
Anfang sei, ist der Mensch geschaffen worden». Oder anders ausgedrückt:
mit der Erschaffung des Menschen beginnt die Zeit. Weshalb aber ist ein
Anfang überhaupt nötig? Weshalb muss der Mensch geschaffen werden? Und
trägt der Anfang, der immer ein Anfang auch in der Zeit ist, nicht den Gedanken vom Ende notwendig in sich? Sie sehen, hier beginnen die philosophischen Probleme, die durchaus auch sprachanalytischer Art sein können.
Das will heissen, dass im Wort Anfang das Ende sozusagen als logischer Roh-
diamant schon angelegt ist; wir können uns nur schwer einen Anfang ohne
ein Ende vorstellen. Ewigkeit oder Zeitlichkeit, das sind die Alternativen.
Und die ganze schöne platonische Ideenlehre, die Zeit und Ewigkeit parallel
denkt, wird dem Menschen, je länger er durch die Zivilisationsgeschichte
gejagt wird, desto ferner und unwirklicher. Irgendwann wird der Mensch selbst
zum Subjekt der Zeit, er ist nicht mehr ein blindvertrauendes Geschöpf eines
Alls, eines Kosmos', eines Gottes oder eines Demiurgen. Sondern er ist ein
Getriebener seiner selbst, der in die Moderne mit ihrer Zeit *hineingestürzt* ist.
Die Zeit wird zu einer Bedingung seiner Subjektivität. Ein Denken seiner
selbst *ausserhalb* der Zeit gelingt dem Menschen nicht mehr. Erstaunlicherweise ist es Augustinus, der dies sehr früh schon und ganz eindrücklich sagt:

> Was also ist die Zeit?
> Wenn niemand mich danach fragt, weiss ich's,
> will ich's aber einem Fragenden erklären, weiss ich's nicht.[3]

Das Erstaunliche an diesem Satz von Augustinus ist eigentlich, dass Augustinus etwas sagt, was für uns auch heute noch genauso gilt. Für mich selbst –
was mein eigenes Leben und meine eigenen Angelegenheiten betrifft – weiss
ich sehr wohl, was «Zeit» ist; sie ist in meinem Leben ja «meine» Zeit. Will ich
aber jemand anderem erklären, was Zeit sein könnte, dann müsste ich ihm /
ihr ja seine / ihre Zeit erklären. Und das kann ich nicht. Zeit also ist schon bei
Augustinus etwa zutiefst Subjektives, auf den einzelnen Menschen mit sei-

---

3 *Confessiones,* Buch 11.

nem eigenen Lebensrhythmus und seinen persönlichen Daseinbedürfnissen sozusagen massgeschneidertes Phänomen. Zeit ist – und hier erhebt die Philosophie und ebenso die Erkenntnistheorie Einspruch gegen die Physik – Zeit ist gerade für den Menschen *gar nichts* Lineares. Gar nichts «objektiv» Getaktetes; gar nichts, was im Einklang mit einer Uhr, einer Stundentafel, einem Sekundenzeiger stünde. Es ist ja eigenartigerweise so, dass wir immer fragen oder nachschauen müssen, wie spät es ist; wie viele der wertvollen Minuten schon wieder verflossen sind. Es lohnt sich, einmal zwei Tage keine Uhr zu tragen. Sofort ändert sich unser Daseinsgefühl dahingehend, dass wir viel mehr im eigenen Rhythmus sind, auf eine gewisse zeitphilosophische Art gleichsam «konzentrisch» werden, anstatt im grossen Hamsterrad von Bedürfnissen und Rhythmen mitzurennen, die wir selbst uns nicht geben würden.

«Zeit» als erkenntnistheoretische Grösse

Zeit – gestatten Sie mir, dass ich es etwas philosophisch formuliere – Zeit ist eine erkenntnistheoretische Grösse, genauso wie der Geruch, das Sehen, das Schmecken, das Wahrnehmen überhaupt. Genauso wenig, wie wir das absolute und objektive Grün wahrnehmen können oder den absoluten und objektiven Geruch einer Erdbeere, oder – mit Immanuel Kant formuliert – genauso wenig, wie wir das Ding an sich wahrnehmen können – genauso wenig können wir die *Zeit an sich* wahrnehmen. Die lineare Zeit ist eine künstliche gestundete, eine artifiziell gemessene Zeit, die nicht «unsere» Zeit ist. Und vor allem ist es eine Zeit, die längst auch schon wieder von der Physik verabschiedet worden ist. Seit der Relativitätstheorie – die ja niemand so wirklich anschaulich präsentieren kann – ist es dennoch zu einem längst populären Satz geworden, dass alles, vor allem aber auch die Zeit «relativ» ist. Dieses «relativ» enthält eine Relation; also ein Verhältnis. Und das ist das Verhältnis des Beobachters zu dem ihn umgebenden System. Ich will Ihnen nun nicht alle Implikationen der speziellen Relativitätstheorie erläutern; das ist auch gar nicht nötig. Aber es gibt ein kleines und erfreuliches Wort just in dieser hochkomplexen physikalischen Angelegenheit; ein Wort, das uns vom Tempo gejagte spätmoderne Menschen durchaus gefallen könnte. Und dieses Wort heisst «Zeitdilatation»; Zeitausbreitung oder Zeitausdehnung. Ein Wort, das ja genau ausdrückt, dass Zeit gar nicht objektiv messbar ist; sie dehnt sich, je nach Ort und Geschwindigkeit des Beobachters und nach Ort und Geschwindigkeit des Objekts.

Albert Einstein selbst hat die Zeitdilatation beziehungsweise -relativität gelegentlich folgendermassen erklärt (das Beispiels stammt evidentermassen aus den 1950er-Jahren): Wenn ein Mann eine schöne Frau küsst, dann hat er das Gefühl, eine Stunde sei nur fünf Minuten lang. Wenn der nämliche Mann aber auf einem glühend heissen Ofen sitze, hat er nach einer Minute schon das Gefühl, er sässe schon eine Stunde dort. (Wir wollen nun nicht fragen, ob eine schöne Frau, die eine Stunde lang den Schnauzträger Albert Einstein küssen muss, dabei auch das Gefühl hat, es seien erst fünf Minuten vergangen. Vielleicht sind es für sie ja fünf Jahre …)

Zeit? Vergessen!

Gestatten Sie mir, dass ich zum Schluss, zusammenfassend, noch kurz auf Friedrich Schiller zu sprechen komme. Denn just bei Friedrich Schiller, im *Wallenstein* (1799), findet sich das schöne kleine Wort «Dem Glücklichen schlägt keine Stunde.» Das ist ganz eigentlich die Kerneinsicht, die ich oben schon formuliert habe (und die sich auch mit der Relativitätstheorie deckt), denn alle Kulturformen, alle grossen Leistungen der Menschheitsgeschichte sind entstanden, *nicht,* weil man Zeit *sparen* wollte, sondern weil man die Zeit *vergass.* Zeit als solche – oder, mit einem Wort von Ingeborg Bachmann, gar die «gestundete Zeit» – ist etwas absolut Subjektives. Jeder und jede nimmt das Phänomen «Zeit» äusserst individuell und unterschiedlich je nach Lebensphase wahr. Möglicherweise ist die «Zeit» für das menschliche Dasein und das gelingende Leben ein völlig äusserlicher Faktor. Wir haben uns aber angewöhnt (und uns auch angewöhnen müssen), die «Zeit» als den Herrscher aller Daseinsformen zu sehen: Wir rennen ihr nach, sie rinnt uns davon, schon wieder ist ein Jahr vergangen, am Schluss winkt der Tod, unsere Zeit ist «abgelaufen».

Aber was denn «Zeit» wirklich sei, ist seit Zeiten noch immer strittig. Und seitdem die Relativitätstheorie und die moderne Physik unser klassisches Zeitbewusstsein sowieso ad absurdum geführt haben, wäre es an der Zeit, die Zeit zu betrachten wie eines der vielen anderen Wörter, deren Gegenstand wir nicht berühren, nicht «fassen» können: Freiheit, Liebe, Raum, Glück. In all diesen Bereichen, meine Damen und Herren, geht es um die *innere* Qualität des menschlichen Daseins, die von einer formalen, rein quantitativen Lappalie wie der gemessenen Zeit gar nicht berührt wird. Der französische Philosoph Henri Bergson hat schon zu Beginn des 20. Jahrhunderts vorgeschlagen, dass wir für die menschlichen Belange das Wort «Zeit» streichen, und stattdessen von der «durée» sprechen, von der *Dauer*, der gefühlten Daseinserfüllung. Alles, was uns innerlich beschäftigt und unser Dasein mit Sinn, mit Beglückung und – nicht selten – auch mit Schmerz erfüllt, lässt sich *nicht* in Minuten oder Tagen messen, sondern in der gefühlten Dauer.

Stattdessen: Dauer

Die Dauer ist die dem Menschen angemessene Daseinsform; wir brauchen dauerhafte Bindungen, dauerhafte Existenzen, keine aus der rennenden Zeit herausgeschnippelten Zeit-Fenster. Alle Lebewesen leben in einer epischen Zeit, die in ihrem Horizont die Vergangenheit mit der Zukunft verbindet. Erinnerung und Zukunft sind in jedem Augenblick unserer Lebensgeschichte präsent. Insofern kann Zeit gar nie «ablaufen»; sie ist *nicht* endlich; und eine Aussage, wie sie die heutige Ökonomie formuliert, nämlich dass «Zeit die einzige nicht ersetzbare Ressource» ist, ist nicht nur der ganzen Antike und der Vormoderne völlig fremd, sondern sie ist längst auch von der spätmodernen Physik widerlegt worden. Als Menschen sind wir in ständiger Wandlung begriffen, wir bleiben aber dennoch immer dieselben. Wir brauchen keine grösseren «Zeitbudgets», keine längeren «Auszeiten» oder zwei, drei «Zeitfenster» mehr.

Sondern wir brauchen Dauer. Dauerhafte Bindungen, beständige Verlässlichkeiten, bleibendes Vertrauen; Loyalitäten, die nicht an «Zeit» gebunden sind. Denn genau das ist das Problem der Moderne: Seitdem die epische Zeit, die eine einzige *Dauer* war, abgelöst worden ist vom Tempo-Diktat der Maschinen-Zeit, fühlen wir uns gehetzt. Unser Dasein ist zerrissen zwischen unserem Bedürfnis nach Dauer und der geradezu neurotische Ausmasse annehmenden *idée fixe* einer «ablaufenden» Zeit. Dasein (um es in der Terminologie von Martin Heidegger zu sagen), Dasein ist immer ein «Sein *ohne* Zeit». Und für einmal gilt es nicht nur für die Literatur, sondern auch in der Alltagswelt, dass eben – dem Glücklichen keine Stunde schlägt.

Meine Damen und Herren. Das beste Rezept, das Problem mit der Zeit zu lösen, ist, sie seelisch zu füllen, sie zu ignorieren, zu vergessen.

Es kommen härtere Tage.
Die auf Widerruf gestundete Zeit
wird sichtbar am Horizont.
Bald musst du den Schuh schnüren
und die Hunde zurückjagen in die Marschhöfe.
Denn die Eingeweide der Fische
sind kalt geworden im Wind.
Ärmlich brennt das Licht der Lupinen.
Dein Blick spurt im Nebel:
die auf Widerruf gestundete Zeit
wird sichtbar am Horizont.

Sieh dich nicht um.
Schnür deinen Schuh.
Jag die Hunde zurück.

Ingeborg Bachmann
Die gestundete Zeit (1953)

Optimale Wirkzeiten der Akupunktur

Armin Koch

Einleitung

Dieser Beitrag gibt eine Einführung in das chinesische Zeitverständnis. Es werden Zusammenhänge und Unterschiede zu unserem westlichen Verständnis dargestellt. Dies ist eine Voraussetzung für eine zeitlich optimierte Akupunkturbehandlung nach den Methoden «Zi Wu Liu Zhu Zhen Fa» und «Ling Gui Ba Fa».

Sie werden hier jedoch nicht die Systematik und die konkrete Anwendung dieser Methoden lernen. Dem interessierten Leser sei das vom Autor neu entwickelte «The Wheel of Time Acupuncture©» [1] empfohlen. Dieses Instrument ermöglicht die konkrete Anwendung am Patienten und die beiliegende CD-ROM liefert umfassende Hintergrundinformationen.

Entstehung des Kosmos; Zeit und Raum – Yang und Yin

Zunächst einige Fakten:

Die messbare Zeit entstand mit dem Urknall, dem Beginn des Universums und unseres Sonnensystems vor circa viereinhalb Milliarden Jahren. Durch den Zusammenprall der Ur-Erde mit einem grossen Asteroiden zerplatzte diese Ur-Erde. Einige Trümmer sammelten sich in der Erdumlaufbahn. So entstand vor circa vier Milliarden Jahren der Mond. Dieser erzeugt Ebbe und Flut und verlangsamt dadurch die Drehgeschwindigkeit der Erde. Bei der Entstehung der Erde dauerte ein Tag rund acht Stunden. In unserem Zeitalter sind wir bei rund vierundzwanzig Stunden angelangt. Heute wird die Zeit durch Atomuhren definiert. Diese sind so genau, dass sie in dreissig Millionen Jahren nur eine Sekunde voneinander abweichen. Um die Verlangsamung der Erdrotation dem Taktgeber des Cäsiumatoms anzupassen, wird von Zeit zu Zeit eine Schaltsekunde eingefügt. Dies geschah beispielsweise in der Neujahrsnacht 2009.

Diese «exakte» Zeit ist in biologischen Systemen jedoch den Rhythmen der Zeit, wie dem Tages-, Monats- oder Jahresverlauf, untergeordnet.

In westlichen Kulturkreisen hat sich ein linearer Zeitbegriff durchgesetzt, während die alten Chinesen, wie die meisten Naturvölker, ein zyklisches Zeitverständnis hatten, das sich an immer Wiederkehrendem orientiert. Wichtige Eckdaten sind Winter- und Sommersonnwenden, Frühlings- und Herbsttagundnachtgleichen im Jahresverlauf. Für den Tagesverlauf werden Sonnenaufgang und Sonnenuntergang und insbesondere der Mittag als Zeit des höchsten Sonnenstandes beachtet. In den Behandlungsverfahren der Chinesischen Medizin beziehen wir uns immer auf diese Solarzeit. Das bedeutet, dass wir die Lokalzeit, die auf den Uhren abgelesen wird, auf die Solarzeit umrechnen müssen.

Lebewesen

Vor etwa einer Milliarde Jahren entwickelten sich die ersten Lebewesen. Die Lebensvorgänge sind seit Anbeginn an die kosmischen Rhythmen der Zeit gebunden. Insbesondere der Tagesrhythmus, entsprechend der Drehung der Erde um die eigene Achse, der Monatsrhythmus, entsprechend dem Umlauf des Mondes um die Erde, und der Jahresrhythmus, entsprechend dem Umlauf der Erde um die Sonne, beeinflussen biologische Systeme.

Die anatomische Grundlage der biologischen Uhr ist der Nucleus suprachiasmaticus im Hypothalamus. Mit seinen Nervensträngen erhält er Lichtinformationen von der Netzhaut, der Retina.

Aus der Biologie ist ein Drittes Auge, das Scheitelauge, als Hirnanteil bekannt, welches bei ursprünglichen Wirbeltieren der Wahrnehmung von Helligkeit dient und zentral auf dem Scheitel liegt. Eine kleine Drüse mitten im Gehirn, Epiphyse, Zirbel- oder Pinealdrüse genannt, ist das Überbleibsel dieses Scheitelauges beim Menschen. Diese Pinealdrüse bildet das Hormon Melatonin, welches von der inneren Uhr, dem Nucleus suprachiasmaticus, gesteuert und vor allem nachts ausgeschüttet wird. Die Physiologie richtet sich also nach Sonne und Mond. Der stetige Wechsel von Tag und Nacht ist der Taktgeber des Lebens.

Somatische Manifestationen dieses Diktats der Sonne sind beispielsweise der Schlaf-Wach-Rhythmus. So sind beispielsweise die messbaren Parameter wie die Körpertemperatur, die Pulsfrequenz, der systolische Blutdruck oder die Atemfrequenz tagsüber höher als nachts. Es fällt auf, dass diese tagesrhythmischen Schwankungen in irgendeiner Weise etwas mit dem vegetativen Nervensystem zu tun haben. Tags herrscht der Sympathikus vor, nachts der Parasympathikus.

Sympathikus (Yang)	Parasympathikus (Yin)
vorherrschend circa 3:00 bis 15:00	vorherrschend circa 15:00 bis 3:00
Ergotrophie	Trophotrophie
Energieentladung	Energiespeicherung
Abbau	Erholung und Aufbau
Herzfrequenz ↑	Herzfrequenz ↓
Gefässe enger	Gefässe weiter
Herzkranzgefässe weiter	Herzkranzgefässe enger
Pupillen enger	Pupillen weiter
Bronchien weiter	Bronchien enger
Magentätigkeit gehemmt	Magentätigkeit angeregt
Darmtätigkeit gehemmt	Darmtätigkeit angeregt
Blase erschlafft (Urinretention)	Urinentleerung
Nebennieren: Adrenalinsekretion↑	Nebennieren: Adrenalinsekretion↓

Tabelle 1: Autonomes Nervensystem

Die Funktionsweise des vegetativen Nervensystems ist bestens geeignet, dem naturwissenschaftlich orientierten Leser das Konzept von Yang und Yin zu erläutern. Das vegetative oder autonome Nervensystem ist dem Einfluss des Willens und des Bewusstseins entzogen. Es regelt die Lebensfunktionen (Atmung, Verdauung, Stoffwechsel, Hormonsekretion, Wasserhaushalt) autonom, aber es bestehen auch Wechselwirkungen zwischen dem autonomen und dem bewussten Nervensystem und auch den seelischen Vorgängen.

Sympathikus und Parasympathikus zeigen ein antagonistisches Verhalten. Aber durch die stets gleichzeitige Wirkung der beiden Systeme entsteht unter normalen Verhältnissen keine dauernde einseitige Funktionsänderung, sondern im Gegenteil letzten Endes eine synergistische Wirkung. Dies entspricht exakt dem philosophischen Konzept von Yin und Yang. Wir befinden uns an einem Punkt, an dem sich die westliche und die östliche Betrachtungsweise des Lebensverständnisses sehr nahe stehen.

Daoistische Betrachtungsweise

Im Folgenden wollen wir die Entstehung des Universums aus östlicher Betrachtungsweise, im Lichte des Daoismus beleuchten.

Der Zustand vor der Entstehung des Universums wird mit Wu Ji – 无极 – beschrieben, was «ohne Grenzen» bedeutet. Darunter wird das Absolute, das Göttliche verstanden. Wenn etwas gross ist, ist es unendlich gross; wenn etwas klein ist, ist es unendlich klein. Alles ist extrem. Dies ist der Zustand beim Urknall.

Aus diesem grenzenlosen Zustand Wu Ji – 无极 –, dem «Nichts» oder auch dem «Alles», geht eine Idee hervor. Eine Richtung, ein Weg – Dao – wird durch einen göttlichen Funken bestimmt, wobei der Begriff «göttlich» aus der westlichen Spiritualität entlehnt ist und dem Verständnis des daostischen Konzeptes dienen soll. Im Zentrum des Interesses steht der Begriff Dao – 道 –, aus dem sich der Begriff «Daoismus», die wohl wichtigste chinesische Philosophie und Religion ableitet. Dao lässt sich nicht mit einem Wort übersetzen. Es bedeutet Weg, Strasse, Methode. Das chinesische Schriftzeichen enthält das Zeichen für Kopf (shou – 首 –), davor steht das Radikal für «gehen». Das ergibt eine Kombination der Ideen «Kopf in Bewegung», «Denken», «Weg», «Methode» oder «Theorie». Dao kann verstanden werden als das Wissen um den richtigen Weg. Dao bedeutet auch Weisheit, intuitives Verstehen alles Seins, des Ursprungs, der Prinzipien, der Richtung und des Zieles des Seins. Etymologisch fällt die Nähe von «Dao» und «Deo», (lateinisch Deus heisst Gott) auf! Es wird auch philosophiert, dass das Wu Ji aus dem Dao hervorgehe. War zuerst die Leere oder die Entwicklungsrichtung? Beides kann richtig sein. Die Frage ist müssig. Wichtig ist, dass hinter dem ganzen Prozess eine Richtung, eine Idee steht. Unsere Existenz beruht nicht auf einem «Zufall» im Sinne eines sinnlosen statistischen Ereignisses. Das Wort «Zufall» bedeutet wörtlich, dass einem etwas «zu fällt». Das Wort hat eine schicksalhafte Nuance.

Aus dem Wu Ji – 无极 – entsteht so das Tai Ji – 太极 –, übersetzt «Grössere Grenze». Eine grössere Grenze wird definiert. Innerhalb dieser Grenze gilt ein dualistisches System. Zeit und Raum, Gegensätze, beziehungsweise komplementäre, sich ergänzende Kräfte können unterschieden werden. Dies ist die Geburt von Yang – 阳 – und Yin – 阴. Die Separation von Yang und Yin kann auch mit dem Bild einer Batterie verglichen werden. Zwischen einem positiven und einem negativen Pol besteht bei beiden ein Spannungsfeld.

Yang und Yin

Yang und Yin sind die zwei grundlegenden Begriffe des Daoismus. Bei Yang handelt es sich um das Prinzip Himmel, bei Yin um das Prinzip Erde. Die genauen historischen Ursprünge liegen viele tausend Jahre in der Vergangenheit. Zuerst wurde das Prinzip im Yi Jing (I Ging oder I Ching) – 易经 – dem Buch der Wandlungen – erwähnt, das auf etwa 700 bis 1000 Jahre v. Chr. datiert wird. Zu dieser Zeit standen Yang und Yin vermutlich noch für recht praktische, alltägliche Dinge.

Das Zeichen für Yang – 阳 – zeigt links einen Hügel und rechts die Sonne. Ursprünglich war es die Bezeichnung für die nach Süden weisende, wärmere Seite eines Hügels. Yin – 阴 – zeigt neben dem Hügel den Mond und steht für die kältere, nach Norden weisende Seite eines Hügels. Der Unterschied zwischen den beiden Piktogrammen ist sehr klein. Sie zeigen das gleiche Objekt (einen Hügel) von zwei entgegen gesetzten Seiten aus betrachtet. Der Ursprung von Yang und Yin ist also eine rein geografische Beschreibung. Nach und nach wurde Yang mit Sonnenlicht allgemein gleichgesetzt, während Yin mit Schatten verbunden wurde. Bald wurde daraus abgeleitet, dass die Sonne selbst Yang, Erde und Mond hingegen Yin seien. Mit der Zeit wurden die Begriffe immer abstrakter, allgemeiner angewendet. Schliesslich entwickelte sich das bekannte, allgemeine dualistische Prinzip mit Beziehungen zwischen Yang und Yin, wie in der folgenden Tabelle an einigen Beispielen erläutert wird.

Yang 阳	Yin 阴
männlich	weiblich
oben	unten
warm	kalt
aufsteigen	absinken
Feuer	Wasser
hell	dunkel
Energie	Materie
aktiv	passiv
Sympathikus	Parasympathikus

Tabelle 2: Yang und Yin

Die konkreten Beispiele müssen jedoch immer relativ bleiben, da Yin und Yang vor allem durch ihr Zusammenspiel wirken. Harmonie und Ausgeglichenheit zwischen diesen beiden entgegengesetzten Kräften sind in der chinesischen Philosophie ein zentraler Punkt.

Und hier sind wir wieder beim Sympathikus und Parasympathikus, den beiden antagonistisch wirkenden Polen, welche letztlich jedoch eine synergistische Wirkung erzielen.

Die Fünf Wandlungsphasen

Die Idee der Fünf Wandlungsphasen (ein Synonym für Fünf Elemente) Wasser, Holz, Feuer, Erde und Metall ist neben der Yin-Yang-Polarität eines der wichtigsten Konzepte im daoistischen Denken. Im Nan Jing (um 200 Jahre n. Chr.) wurden die Mutter-Kind-Regeln der Wandlungsphasen festgelegt. Insbesondere der Sheng-Zyklus, Hervorbringungs- oder Mutter-Kind-Zyklus ist für die Anwendung der zeitlich optimierten Akupunktur-Methode von grosser Bedeutung.

In einem physiologischen Ablauf ernährt und erzeugt eine Wandlungsphase die nächste. Jede Wandlungsphase ist Ernährerin (in der «Mutter»-Rolle) und zugleich Ernährte (in der «Kind»-Rolle). Pathologische Zustände ergeben sich, wenn die «Mutter» zu schwach ist und das «Kind» nicht ausreichend ernähren kann, oder wenn das «Kind» zu schwach ist und der «Mutter» zu viel Energie oder Lebenskraft wegnimmt.

Die anderen Zyklen (Ke-Kontrolle, Cheng-Überkontrolle und Wu-Verspottung) sind für die Zeit-Akupunktur von geringerer Bedeutung, weshalb sie an dieser Stelle nicht näher erläutert werden.

Einfluss von Himmel und Erde

Aus daostischer Perspektive stehen der Mensch und alle Lebewesen im Spannungsfeld zwischen Yang und Yin, Himmel und Erde. Dieses Spannungsfeld ermöglicht erst, dass Qi (Energie) fliessen kann.

Der Einfluss von Yang und Yin wird weiter diversifiziert in Subsysteme. Der Himmel beeinflusst die Lebewesen über die zehn Himmelsstämme – Shi Tian Gan – 十天干, die Erde über die zwölf Erdzweige – Shi Er Di Zhi – 十二地支. Gemäss Huang Di Nei Jing ist sechs die Zahl des Himmels. Fünf ist die Zahl der Erde. Himmel und Erde sind gegenseitig voneinander abhängig. Der Himmel trägt die Zahl der Erde in sich (zwei mal fünf ergeben die Zehn Himmelsstämme). Die Erde trägt die Zahl des Himmels in sich (zwei mal sechs ergeben die Zwölf Erdzweige). Die Charakterisierung der verschiedenen Subsysteme erfolgt mit den zwei wichtigsten Konzepten des Daoismus, nämlich den Polaritäten Yang / Yin und der Einteilung nach den Fünf Wandlungsphasen (Elementen).

Graphische Darstellung der Fünf Elemente und der Yang-Yin-Polarität

Die Fünf Elemente werden als gefärbte Felder dargestellt. Blau entspricht dem Element Wasser, grün dem Element Holz, rot dem Element Feuer, gelb dem Element Erde und grau dem Element Metall.

Wenn zusätzlich zur Wandlungsphase die Qualifikation *Yin* dargestellt werden soll, wird der entsprechende Farbton abgedunkelt und die Beschriftung ist weiss. Wenn zusätzlich zur Wandlungsphase die Qualifikation *Yang* dargestellt werden soll, wird der entsprechende Farbton aufgehellt und die Beschriftung ist schwarz.

Zehn Himmelsstämme – Shi Tian Gan – 十天干

- Ungerad zahlige Stämme werden dem Yang zugeordnet
- Gerad zahlige Stämme werden dem Yin zugeordnet
- Zuordnung zu den Fünf Elementen

Zehn Himmelstämme - Shi Tian Gan - 十天干				
Nr.	Pinyin	Zeichen	Himmelsrichtung	FK - "Organ" - zangfu
S.I	Jia	甲	Ost	"Gallenblase"
S.II	Yi	乙		"Leber"
S.III	Bing	丙	Süd	"Dünndarm"
S.IV	Ding	丁		"Herz"
S.V	Wu	戊	Mitte	"Milz"
S.VI	Ji	己		"Magen"
S.VII	Geng	庚	West	"Dickdarm"
S.VIII	Xin	辛		"Lunge"
S.IX	Ren	壬	Nord	"Blase"
S.X	Gui	癸		"Niere"

Abbildung 1: Zehn Himmelsstämme

Die Himmelsstämme gehören zu den ältesten bekannten Schriftzeichen, sie tauchen bereits auf Orakelinschriften aus der Shang-Dynastie (17. Jahrhundert bis 11. Jahrhundert v.Chr.) auf. Das Konzept der Himmelsstämme ist viel älter als jenes der Wandlungsphasen. Die Zuordnung der beiden Konzepte zueinander geschah somit erst später.

Zwölf Erdzweige – Shi Er Di Zhi – 十二地支

- Ungerad zahlige Zweige werden dem Yang zugeordnet
- Gerad zahlige Zweige werden dem Yin zugeordnet
- Zuordnung zu den Fünf Elementen

Zwölf Erdzweige - Shi Er Di Zhi - 十二地支						
Nr.	Pinyin	Zeichen	Doppelstunde	Solarmonat (Beginn)	Jahr	Tierzeichen
B1	Zi	子	23 - 01 h	7. Dez.	.., 1984, 1996, ..	Ratte
B2	Chou	丑	01 - 03 h	6. Jan.	.., 1985, 1997, ..	Rind
B3	Yin	寅	03 - 05 h	4. Feb.	.., 1986, 1998, ..	Tiger
B4	Mao	卯	05 - 07 h	6. Mrz.	.., 1987, 1999, ..	Hase
B5	Chen	辰	07 - 09 h	5. Apr.	.., 1988, 2000, ..	Drache
B6	Si	巳	09 - 11 h	6. Mai.	.., 1989, 2001, ..	Schlange
B7	Wu	午	11 - 13 h	6. Jun.	.., 1990, 2002, ..	Pferd
B8	Wei	未	13 - 15 h	7. Jul.	.., 1991, 2003, ..	Schaf
B9	Shen	申	15 - 17 h	8. Aug.	.., 1992, 2004, ..	Affe
B10	You	酉	17 - 19 h	8. Sep.	.., 1993, 2005, ..	Hahn
B11	Xu	戌	19 - 21 h	9. Okt.	.., 1994, 2006, ..	Hund
B12	Hai	亥	21 - 23 h	8. Nov.	.., 1995, 2007, ..	Schwein

Abbildung 2: Zwölf Erdzweige

Die Doppelstunde bezieht sich auf die Sonnenzeit. Die lokale Uhrzeit muss auf die Sonnenzeit (Wahre Ortszeit) umgerechnet werden. Die Daten in der Spalte Solarmonat bezeichnen den ersten Tag des jeweiligen Solarmonats, sie können sich – je nach unserem Schaltjahr – um einen Tag verschieben. Das Jahr beginnt jeweils mit dem Chinesischen Neujahrstag, welcher auf irgend einen Tag zwischen dem 20. Januar und dem 20. Februar fallen kann. Die exakten Daten finden Sie in einem chinesischen Mondkalender [2, 3] oder auch in der CD-ROM, die im «The Wheel of Time Acupuncture©» [1] beiliegt.

Der Sexagesimalzyklus

Die Zehn Himmelsstämme und die Zwölf Erdzweige werden miteinander verwoben. Es gilt die Regel, dass ein Yang-Stamm mit einem Yang-Zweig und ein Yin-Stamm mit einem Yin-Zweig kombiniert werden. Insgesamt ergeben sich sechzig Kombinationsmöglichkeiten. Ein Durchlauf durch diese sechzig Möglichkeiten entspricht einem Sexagesimalzyklus.

Cycle of Sixty	1	13	25	37	49	1	13	25	37	49
Stem/Branch	I 1	III 1	V 1	VII 1	IX 1					
Cycle of Sixty	2	14	26	38	50	2	14	26	38	50
Stem/Branch	II 2	IV 2	VI 2	VIII 2	X 2					
Cycle of Sixty	3	15	27	39	51	3	15	27	39	51
Stem/Branch	III 3	V 3	VII 3	IX 3	I 3					
Cycle of Sixty	4	16	28	40	52	4	16	28	40	52
Stem/Branch	IV 4	VI 4	VIII 4	X 4	II 4					
Cycle of Sixty	5	17	29	41	53	5	17	29	41	53
Stem/Branch	V 5	VII 5	IX 5	I 5	III 5					
Cycle of Sixty	6	18	30	42	54	6	18	30	42	54
Stem/Branch	VI 6	VIII 6	X 6	II 6	IV 6					
Cycle of Sixty	7	19	31	43	55	7	19	31	43	55
Stem/Branch	VII 7	IX 7	I 7	III 7	V 7					
Cycle of Sixty	8	20	32	44	56	8	20	32	44	56
Stem/Branch	VIII 8	X 8	II 8	IV 8	VI 8					
Cycle of Sixty	9	21	33	45	57	9	21	33	45	57
Stem/Branch	IX 9	I 9	III 9	V 9	VII 9					
Cycle of Sixty	10	22	34	46	58	10	22	34	46	58
Stem/Branch	X 10	II 10	IV 10	VI 10	VIII 10					
Cycle of Sixty	11	23	35	47	59	11	23	35	47	59
Stem/Branch	I 11	III 11	V 11	VII 11	IX 11					
Cycle of Sixty	12	24	36	48	60	12	24	36	48	60
Stem/Branch	II 12	IV 12	VI 12	VIII 12	X 12					

Abbildung 3: Sexagesimalzyklus

In der Abbildung ist der Sexagesimalzyklus zweimal dargestellt. Links ist der Zyklus mit der zur Sexagesimalnummer gehörenden Stamm-Zweig-Kombination, rechts der Übersicht halber nur die Nummer abgebildet.

Die Abbildung 3 soll spaltenweise gelesen werden (erste Spalte: Nummer 1–12, zweite Spalte Nummer 13–24, usw.). Die vertikale Struktur dieser Tabelle eignet sich ideal zur Darstellung von Zyklen mit der Periodendauer zwölf, entsprechend den Zwölf Erdzweigen (zwölf Doppelstunden oder zwölf Monate).

Die horizontale Struktur der Tabelle mit einer Periodendauer von fünf hilft in dieser Form noch nicht viel weiter. Wenn wir jedoch den Sexagesimalzyklus zweimal ablaufen lassen, haben wir eine Periodizität von zehn, entsprechend den Zehn Himmelsstämmen. Wie wir später noch darstellen werden, lässt sich so die sich wiederholende Energetik in einem zehntägigen, beziehungsweise zehnjährigen Rhythmus erläutern.

Kombination des Sexagesimalzyklus mit den Vier Säulen der Zeit

Die Vier Säulen stehen für die Jahressäule, die Monatssäule, die Tagessäule und die Stundensäule. Sie bilden die Grundlage für alle Zeitberechnungen, sei dies für die Anwendung in der Akupunktur im Rahmen des Zi Wu Liu Zhu Zhen Fa und des Ling Gui Ba Fa, aber auch bei den Methoden Ba Zi, Qi Men Dun Jia oder weiteren Zeitberechnungen.

Jedem Zeitmuster wird eine Sexagesimalnummer zugeordnet, welche einer Himmelsstamm-Erdzweigkombination entspricht.

Jahressäule

– Die Einheit ist ein Jahr, entsprechend einem Umlauf der Erde um die Sonne.
– Ein kompletter Sexagesimalzyklus dauert sechzig Jahre.
– Die Jahressäule entspricht der Stellung des Sonnensystems im Kosmos.

Monatssäule

– Die Einheit ist ein Monat, entsprechend einem Umlauf des Mondes um die Erde.
– Ein kompletter Sexagesimalzyklus dauert sechzig Monate (das sind fünf Jahre).
– Die Monatssäule entspricht der Stellung des Komplexes Erde-Mond auf ihrer Umlaufbahn um die Sonne.

Tagessäule

– Die Einheit ist ein Tag, entsprechend einer Rotation der Erde um die eigene Achse.
– Ein kompletter Sexagesimalzyklus dauert sechzig Tage.
– Ein Jahr beinhaltet sechs komplette Sexagesimalzyklen der Tage und fünfeinviertel Tage.
– Die Tagessäule entspricht der Stellung der Erde auf ihrer Umlaufbahn um die Sonne.

Stundensäule

- Die Einheit ist eine Doppelstunde, entsprechend einem Zwölftel eines Tages.
- Ein kompletter Sexagesimalzyklus dauert sechzig Doppelstunden (das sind fünf Tage).
- Die Stundensäule entspricht der Stellung Erde auf ihrer Rotation um sich selbst.

Kombination der energetischen Aspekte der Zeit und der Akupunktur

Wie wir zu Beginn gesehen haben, ist der Ursprung von Zeit und Raum, Zeit und Körper, Zeit und Akupunktur, Yang und Yin derselbe. Die Wurzel liegt im Wu Ji begründet. Die Energetik von Zeit und Akupunktur lässt sich aufeinander übertragen.

Die klassischen Methoden Zi Wu Liu Zhu und Ling Gui Ba Fa kombinieren die zyklischen, energetischen Aspekte der Zeit und der Akupunktur. Durch die Anwendung von klaren Regeln können wir zur richtigen Zeit die «offenen» Akupunkturpunkte behandeln. Darunter verstehen wir jene Akupunkturpunkte, die zur Behandlungszeit gerade mit Energie (Qi) geflutet und dadurch optimal zugänglich sind.

Dies optimiert die Behandlung und führt, oft mit wenigen Nadeln, zu erstaunlichen Behandlungsresultaten.

Zi Wu Liu Zhu Zhen Fa – 子午流注针法

Die vertikale Struktur dieser Abbildung 4 eignet sich ideal zur Darstellung von Zyklen mit der Periodendauer zwölf, entsprechend den Zwölf Erdzweigen. In der Dimension Zeit passen die zwölf Doppelstunden (oder auch die zwölf Monate) in dieses Konzept. Auf der räumlichen, körperlichen Ebene können den Zwölf Erdzweigen die zwölf Meridiane zugeordnet werden.

B1	23:00-	Cycle of Sixty	1		13		25		37		49
	01:00	Stem/Branch	I	1	III	1	V	1	VII	1	IX	1
B2	01:00-	Cycle of Sixty	2		14		26		38		50
	03:00	Stem/Branch	II	2	IV	2	VI	2	VIII	2	X	2
B3	03:00-	Cycle of Sixty	3		15		27		39		51
	05:00	Stem/Branch	III	3	V	3	VII	3	IX	3	I	3
B4	05:00-	Cycle of Sixty	4		16		28		40		52
	07:00	Stem/Branch	IV	4	VI	4	VIII	4	X	4	II	4
B5	07:00-	Cycle of Sixty	5		17		29		41		53
	09:00	Stem/Branch	V	5	VII	5	IX	5	I	5	III	5
B6	09:00-	Cycle of Sixty	6		18		30		42		54
	11:00	Stem/Branch	VI	6	VIII	6	X	6	II	6	IV	6
B7	11:00-	Cycle of Sixty	7		19		31		43		55
	13:00	Stem/Branch	VII	7	IX	7	I	7	III	7	V	7
B8	13:00-	Cycle of Sixty	8		20		32		44		56
	15:00	Stem/Branch	VIII	8	X	8	II	8	IV	8	VI	8
B9	15:00-	Cycle of Sixty	9		21		33		45		57
	17:00	Stem/Branch	IX	9	I	9	III	9	V	9	VII	9
B10	17:00-	Cycle of Sixty	10		22		34		46		58
	19:00	Stem/Branch	X	10	II	10	IV	10	VI	10	VIII	10
B11	19:00-	Cycle of Sixty	11		23		35		47		59
	21:00	Stem/Branch	I	11	III	11	V	11	VII	11	IX	11
B12	21:00-	Cycle of Sixty	12		24		36		48		60
	23:00	Stem/Branch	II	12	IV	12	VI	12	VIII	12	X	12

Abbildung 4: Sexagesimalzyklus als Grundlage für Zi Wi Liu Zhu – Na Zi Fa

Dies ist das Konzept der «Organuhr», welche die Grundlage für das System Na Zi Fa bietet. Dies ist jene Methode aus dem Zi Wu Liu Zhu Zhen Fa, die mit den Zweigen arbeitet. Die Abfolge der Zweige ist täglich dieselbe. Na Zi Fa ist die einfachste Form der zeitlich optimierten Akupunktur. Die Energetik des Tages widerspiegelt sich im Ablauf der zwölf Erdzweige. Jeder Zweig ist einer Doppelstunde (auf Englisch time division, abgekürzt Td) und einem Meridian zugeordnet.

Die Tagesnummern spielen für die Methode Na Zi Fa keine Rolle, da sich der energetische Zyklus täglich in gleicher Weise wiederholt. Sie werden erst beim Na Jia Fa von Bedeutung sein.

Den theoretischen Hintergrund für das System liefern einerseits die Organuhr mit den Zuordnungen der Erdzweige zu den Meridianen und andererseits die Energetik der Fünf Transport-Shu-Punkte mit ihren klassischen Wirkqualitäten und den Regeln entsprechend den Fünf Wandlungsphasen.

Mögliche Behandlungsstragien gemäss Na Zi Fa

1. Behandlung einer Krankheit in der mit dem Organ (Meridian/Funktions-kreis) korrespondierenden Zeiteinheit.
2. Behandlung nach der Mittag-Mitternachts-Regel.
3. Behandlung des offenen Meridians unabhängig von der Diagnose.
4. Klassische Indikation der Fünf Transport-Shu-Punkte. (Der zu einem Symptom passende Transport-Shu-Punkt des offenen Meridians wird aus-gewählt.)

Die Theorie zu Na Jia Fa ist komplexer als bei Na Zi Fa. Die Bestimmung der Tagesnummer ist nun auch notwendig. Der Ablauf der Punkte wieder-holt sich in einem zehntägigen Rhythmus, entsprechend den Zehn Himmels-stämmen.

		Day Number	1	2	3	4	5	6	7	8	9	10
		Stem/Branch	I 1	II 2	III 3	IV 4	V 5	VI 6	VII 7	VIII 8	IX 9	X 10
		Heavenly Stem	I	II	III	IV	V	VI	VII	VIII	IX	X
		Channel	GB	LV	SI	HT	ST	SP	LI	LU	BL	KI
B1	23:00-01:00	Cycle of Sixty	1	13	25	37	49	1	13	25	37	49
		Stem/Branch	I 1	III 1	V 1	VII 1	IX 1					
B2	01:00-03:00	Cycle of Sixty	2	14	26	38	50	2	14	26	38	50
		Stem/Branch	II 2	IV 2	VI 2	VIII 2	X 2					
B3	03:00-05:00	Cycle of Sixty	3	15	27	39	51	3	15	27	39	51
		Stem/Branch	III 3	V 3	VII 3	IX 3	I 3					
B4	05:00-07:00	Cycle of Sixty	4	16	28	40	52	4	16	28	40	52
		Stem/Branch	IV 4	VI 4	VIII 4	X 4	II 4					
B5	07:00-09:00	Cycle of Sixty	5	17	29	41	53	5	17	29	41	53
		Stem/Branch	V 5	VII 5	IX 5	I 5	III 5					
B6	09:00-11:00	Cycle of Sixty	6	18	30	42	54	6	18	30	42	54
		Stem/Branch	VI 6	VIII 6	X 6	II 6	IV 6					
B7	11:00-13:00	Cycle of Sixty	7	19	31	43	55	7	19	31	43	55
		Stem/Branch	VII 7	IX 7	I 7	III 7	V 7					
B8	13:00-15:00	Cycle of Sixty	8	20	32	44	56	8	20	32	44	56
		Stem/Branch	VIII 8	X 8	II 8	IV 8	VI 8					
B9	15:00-17:00	Cycle of Sixty	9	21	33	45	57	9	21	33	45	57
		Stem/Branch	IX 9	I 9	III 9	V 9	VII 9					
B10	17:00-19:00	Cycle of Sixty	10	22	34	46	58	10	22	34	46	58
		Stem/Branch	X 10	II 10	IV 10	VI 10	VIII 10					
B11	19:00-21:00	Cycle of Sixty	11	23	35	47	59	11	23	35	47	59
		Stem/Branch	I 11	III 11	V 11	VII 11	IX 11					
B12	21:00-23:00	Cycle of Sixty	12	24	36	48	60	12	24	36	48	60
		Stem/Branch	II 12	IV 12	VI 12	VIII 12	X 12					

Abbildung 5: Sexagesimalzyklus als Grundlage für Zi Wi Liu Zhu – Na Jia Fa

In der Abbildung 5 wird der Zusammenhang zwischen den Sexagesimalnum-mern der Tage und der Doppelstunden dargestellt. Die gleiche Darstellung könnte auch den Zusammenhang der Sexagesimalnummern der Jahre und der Monate erläutern.

Die Behandlung nach Na Jia Fa ist eine sehr effiziente Methode und sollte immer in Erwägung gezogen werden, insbesondere wenn die Diagnose des Patienten zur Indikation des «offenen» Punktes passt. Aber auch ohne zum «offenen» Punkt passende Diagnose ist die Behandlung nach Na Jia Fa möglich. Die Intention einer solchen Behandlung wäre, den Organismus mit der momentanen energetischen Schwingung entsprechend der Zeit in Resonanz zu bringen.

Die Integration vieler energetischer Konzepte der Chinesischen Medizin begründet die Effizienz der Methode. Das Stechen des «idealen» Akupunkturpunktes zu einer gegebenen Zeit wird nach den Konzepten von Yin und Yang, der Energetik der Fünf Transport-Shu-Punkte, der Energetik der Elemente (Hervorbringungs-Sheng- und Kontroll-Ke-Zyklus), der Energetik der Ursprungs-Yuan-Punkte und der Luo-Punkte, der Ehemann-Ehefrau-Regel und der Energetik der Himmelsstämme und Erdzweige bestimmt.

In der praktischen Anwendung ist Na Jia Fa dafür viel einfacher als Na Zi Fa mit seinen vielen möglichen Strategien.

Ling Gui Ba Fa – 灵龟八法

Diese Methode wird auch als nummerische Akupunktur bezeichnet, im Unterschied zur astronomischen Akupunktur, die sich auf Zi Wu Liu Zhu Zhen Fa – 子午流注针法 bezieht.

Ling Gui Ba Fa verbindet die Energetik der Acht Extrameridiane mit den Erkenntnissen aus He Tu (die Karte vom Gelben Fluss) und Luo Shu (die Schrift vom Fluss Lo), den Acht Trigrammen in der Ordnung von Fu Xi (Früher Himmel) und Wen Wang (Später Himmel) und den Theorien der Himmelstämme und Erdzweige. Für diesbezügliche Hintergrundinformationen sei auf die entsprechende Literatur hingewiesen [1], [4].

He Tu (die Karte vom Gelben Fluss)

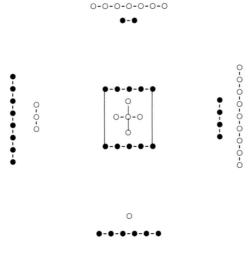

Abbildung 6: He Tu

Ich will an dieser Stelle nicht die komplizierten Berechnungen, die zur Festlegung eines zu einer bestimmten Zeit optimal zugänglichen Extrameridians führen, erläutern. Dies kann in der entsprechenden Literatur [1] nachgelesen werden. Spannend sind jedoch die historisch ersten Dokumente, die eigentliche Grundlage zum System des Ling Gui Ba Fa. Und interessanterweise scheint diese «simple» Anhäufung von weissen und schwarzen Punkten eine Codierung des Lebens zu sein.

Die Originalkarte soll bis ins 11. Jahrhundert v. Chr. erhalten geblieben sein. Dann sei sie verloren gegangen oder zerstört worden. Später wurden aus der Erinnerung Abschriften angefertigt, die bis in die Gegenwart überliefert werden.

Eine historische Beschreibung der Karte vom Gelben Fluss aus dem Jahre 130 v. Chr. stammt vom Konfuzianischen Gelehrten Kong Anguo. In einem Kommentar zum «Shang Shu» («Buch der Dokumente», «Book of Documents») schreibt er, der legendäre Fu Xi (um 3300 v. Chr.) habe gesehen, wie ein Drachen-Pferd mit einem Stück Jade auf seinem Rücken aus dem Fluss gestiegen sei. Auf diesem Jade-Stück sei ein Muster von hellen und dunklen Punkten abgebildet gewesen. Dies habe ihn zur kreisförmigen Anordnung der Acht Trigramme (Ba Gua) inspiriert, welche die Grundlage für das Yi Jing bilden.

Die Karte besteht aus schwarzen und weissen Punkten, die in zehn verschiedenen Mustern angeordnet sind. Jedes Muster hat eine andere Anzahl von Punkten, von eins bis zehn. Die Muster mit ungerader Anzahl von Punkten sind weiss, jene mit gerader Anzahl von Punkten sind schwarz.

Die Muster sind in vier Ringen angeordnet, zwei innere und zwei äussere. Die fünf schwarzen Punkte über und unter dem zentralen Muster symbolisieren die Zahl zehn.

Die Muster mit den Zahlen eins, zwei, drei, vier und fünf sind in den inneren Ringen, die Muster mit den Zahlen sechs, sieben, acht, neun und zehn jeweils in den äusseren Ringen platziert.

Lange Zeit kannte niemand die Bedeutung dieser Karte.

«Drachen-Pferd»

Das Pferd ist ein Yang-Tier. Zusätzlich ist es das Tierzeichen des Siebten Erdzweiges «Wu», welcher der Yang-Richtung Süden entspricht.

Psychologisch können wir das «Drachen-Pferd» als Symbol der schöpferischen Libido-Energie sehen, die aus dem Unbewussten (Symbol des Flusses) aufsteigt. Die Bewegungskraft des Pferdes kombiniert sich mit Drachenfeuer der Inspiration.

Wortwörtlich könnte man sich vorstellen, dass ein primitiver Geist ein Raumschiff, das Feuerschwaden ausstösst, als «Drachen-Pferd» bezeichnet. Dies öffnet das Spektrum zur Spekulation, dass eine weit überlegene Kultur ihr Wissen zu den alten Chinesen gebracht haben könnte [5].

Universelle Bedeutung der Karte vom Gelben Fluss – He Tu

He Tu gilt als das ursprüngliche Dokument, aus dem sich, zusammen mit dem Luo Shu, die gesamte chinesische Philosophie ableiten lässt. So soll das daoistische Weisheitsbuch «Yi Jing» (I Ging, I Ching), eigentlich ein mathematisches Schema zur Erklärung der Phänomene des Universums, des Himmels und der Erde und deren Einflüsse auf Mensch und Natur, daraus entwickelt worden sein. Als Autor zeichnet wiederum FuXi, der legendäre Herrscher des prähistorischen China.

Verblüffende Ähnlichkeit von He Tu mit der Desoxyribonukleinsäure DNS

Spannend ist die Ähnlichkeit von He Tu und der Desoxyribonukleinsäure DNS, welche als Bauplan allen Lebens von Generation zu Generation weiter vererbt wird.

He Tu besteht aus fünfundfünfzig Punkten. Die Bestandteile der DNS sind die vier Moleküle Thymin, Cytosin, Guanin und Adenin. Sie werden durch fünf Wasserstoffatome miteinander verbunden. Insgesamt bestehen die vier Moleküle plus die fünf sie verbindenden Wasserstoffatome aus fünfundfünfzig Atomen!

Es gibt dreissig aromatische Ringatome und dreissig schwarze Yin-Punkte (gerade Zahlen) in der Karte vom Gelben Fluss He Tu. Und es gibt fünfundzwanzig abzweigende Atome und fünfundzwanzig weisse Yang-Punkte (ungerade Zahlen)!

Diese und viele weitere Symmetrien zwischen der Karte vom Gelben Fluss-He Tu beziehungsweise Yi Jing und modernen Entdeckungen aus der Biochemie werden in der Literatur beschrieben [5, 6, 7].

Solche verblüffenden Zusammenhänge lassen auch einen naturwissenschaftlich geschulten Forscher aufhorchen, und die oben erwähnte, esoterisch anmutende Spekulation eines Kontaktes der «alten Chinesen» mit einer unbekannten, überlegenen Kultur erscheint nicht mehr absolut abwegig. Zumindest erhält die Überheblichkeit vieler Wissenschafter unserer westlichen Kultur, die die modernen Entdeckungen mit den daraus folgenden bisher ungeahnten technischen Möglichkeiten als allem Alten gegenüber überlegen und bahnbrechend neu beurteilen, einen argen Dämpfer.

Schlussgedanken

Wir haben gesehen, dass naturwissenschaftliche und daoistische Betrachtungsweisen durchaus miteinander vereinbar sind. In der Naturwissenschaft sammelt sich durch die kausal-analytische Vorgehensweise enorm viel Detailwissen an. Dieses Detailwissen passt bestens in das induktiv-synthetische Gedankengebäude des Daoismus, das die Grundlage der Chinesischen Medizin bildet.

Aber noch viel überzeugender als die intellektuellen Zusammenhänge, die dieser Artikel darzustellen versucht, sind die praktischen, positiven Erfahrungen, die der Akupunkturtherapeut bei der täglichen Arbeit mit seinen Patienten erlebt.

Durch den Einbezug der Dimension der Zeit in die Akupunkturkonzepte können die Behandlungserfolge zusätzlich optimiert werden.

Verwendete Literatur

[1] Koch A: The Midnight-Noon Ebb-Flow Acupuncture Method – Zi Wu Liu Zhu Zhen Fa – 子午流注针法. The Eight Methods of the Magic Turtle – Ling Gui Ba Fa – 灵龟八法. Wheel of Time Acupuncture by Dr. Armin Koch©. Sarnen, Eigenverlag, 2009.

[2] Kubny M: Traditioneller Chinesischer Mondkalender. Das chinesische Mondjahr und das westliche Sonnenjahr von 1910–2020. Heidelberg, Kehrer Verlag, 2000.

[3] Sung E: Ten Thousand Years Book. The Essential Tool for Chinese Astrology. San Francisco, MJE Publishing, 2003.

[4] Koch A: Die Systeme der Nebenmeridiane. Sarnen, Eigenverlag, 2008.

[5] Walter K: Chaosforschung, I Ging und Genetischer Code. München, Diederichs Verlag, 1992.

[6] Schönenberger M: Weltformel I Ging und genetischer Code. Zürich, Windpferd Verlagsgesellschaft, 2000.

[7] Gräfe E H.: «I Ging» Artikel in Zeitschrift für Allgemeinmedizin – Der Landarzt, Heft 5/96 und Replik «I Ging – Das Buch der Wandlungen» und «Der genetische Code – Das Buch des Lebens», ebenfalls in Zeitschrift für Allgemeinmedizin – Der Landarzt, Heft 16/69.

Aylward Th F: The Imperial Guide to Feng Shui & Chinese Astrology. London, Watkins Publishing, 2007.

Engelhardt U, Hempen C-H: Akupunktur-Scheibe zur Errechnung der optimalen Wirkzeiten. München, Urban & Schwarzenberg, 1995.

Kubiena G, Ramakers F: Bestzeitakupunktur – Chronopunktur. Akupunktur der Meister nach der energetischen Zeit. Wien, München & Bern, Verlag Wilhelm Maudrich, 2002.

Ni Hua-Ching: The Book of Changes and the Unchanging Truth. Santa Monica, Seven Star Communications, 1990.

Porkert M: Die theoretischen Grundlagen der chinesischen Medizin. Basel, Phainon Editions & Media, 1991.

Quan Liu Bing: Optimum Time for Acupuncture. Shandong, Weifang, 1988.

Twicken D: Time Acupuncture. Los Angeles, Self Publishing, 2005.

Twicken D & Chan A L: Zi Ping Chinese Astrology. Los Angeles, Self Publishing, 2000.

Unschuld P U: Nan-Ching. The Classic of Difficult Issues. Berkeley, Los Angeles & London, University of California Press, 1986.

Wu N Liansheng, Wu A Qi: Yellow Emperor's Canon of Internal Medicine. Huang Di Nei Jing. Beijing, China Science & Technology Press, 1997.

Zhang Yu Huan, Ken R: Who Can Ride the Dragon. Massachusetts, Paradigm Publications, 1999.

Zimmermann G: I Ging, Das Buch der Wandlungen. Düsseldorf, Patmos Verlag, 2007.

Der Lauf der Dinge

BRIGITTE AUSFELD-HAFTER

Die beiden Künstler Peter Fischli und David Weiss haben in einer Lagerhalle mit verschiedenen Gegenständen ein labiles, lineares Gebäude von dreissig Metern Länge aufgebaut, das durch einen sich drehenden Kehrrichtsack in Bewegung gesetzt wird. Nun läuft eine Kettenreaktion ab. Feuer, Wasser, Schwerkraft und chemische Reaktionen bestimmen den Lauf der Gegenstände, der Dinge. Mit dem Video «Der Lauf der Dinge» landeten Fischli/Weiss einen der Publikumsrenner der documenta 8 im Jahr 1987 (unter <www.artfilm.ch/laufderdinge.php> ist ein Trailer anzusehen; zuletzt aufgerufen am 18.08.10). Wenn dieses metaphorisch zu verstehende Video am Anfang meiner Ausführungen steht, so darum, weil es für mich den Lauf des Lebens darstellt: Einmal angestossen läuft das Leben ab, seinen Ursachen und Wirkungen folgend, mit Unwahrscheinlichkeiten und Präzision und immer in fortlaufendem Sinn.

Betrachtungen über die Zeit und die Magie der Zahlen

Die chinesische Vorstellung vom Ursprung der Zeit haben mit der griechische Mythologie und der christlichen Lehre viel gemeinsam. In der Folge wollen wir das einzeln betrachten:

In der *griechischen Mythologie* bestand zunächst eine ungeformte Urmasse der Welt, eine klaffende Leere des Weltraums, sie wurde das Chaos genannt. In der Vorstellung der Griechen bestand die Erde Gaia aus einer kreisrunden Scheibe, die im Meer schwamm. Den Sternenhimmel über der Erde nannten sie Uranos.

Es ist interssant, einen Zusammenhang der griechischen mit der chinesischen Zeitbetrachtung herzustellen: Aus der Zahl *eins*, nämlich dem *Chaos*, entstehen *zwei*, nämlich *Gaia* und *Uranos*, aus diesen geht das Göttergeschlecht der Titanen, nämlich die Zahl *drei*, hervor. *Kronos,* dessen Name sinngemäss übersetzt die Zeit bedeutet, ist vom Geschlecht der Titanen der jüngste Sohn von Gaia und Uranos. Kronos ist der Vater von Zeus und er hat der Überlieferung gemäss seine Kinder gefressen, da er von ihnen Ungemach befürchtete. Dieses Kinderfressen ist mythologisch gesprochen und bedeutet, dass Kronos nicht nur die Vergangenheit, sondern auch die Zukunft beherrscht. Wie Zeus dennoch überlebte und der verzweigten Götterfamilie vorstehen konnte, ist bei Gustav Schwab nachzulesen [1].

In der *christlichen Tradition* lesen wir in der Genesis der Bibel: Am Anfang schuf Gott Himmel und Erde (Zahlen *zwei* und *drei*). Es herrschte demnach zunächst das Chaos (Zahl *eins*).

Eine andere Darstellung kann so verstanden werden, dass Gott *(eins)* Adam und Eva schuf *(zwei)*. Hier ist die Welt noch zeitlos, will heissen paradiesisch. Adam und Eva zeugten den Sohn Kain *(drei)*. Und wie die Geschichte weiterging überlasse ich, geneigter Leser, Ihnen und Ihrer Kenntnis der Bibel.

Die *chinesische Vorstellung* vom Ursprung der Welt ist dem Gelehrten Lao Tse zuzuordnen. Das von ihm postulierte *Tao* stellt den im Grunde unerfassbaren Urgrund der Welt dar. Für die Weltentstehung gilt folgendes [2]:

Das Tao gebiert das *Eine*, gemeint ist die Einheit,
Das Eine schafft das *Zweite*, darunter versteht man die Gegensätze von yin und yang,
Das Zweite das *Dritte*, hier sind Himmel, Mensch und Erde gemeint.
Das Dritte erzeugt alle (oder *tausend*) Dinge, somit die Vielfalt des Seins.

Kausalität versus Synthese

Lao Tse und viele andere chinesische Philosophen verstanden die Welt als *Prozess*, der auf der von der Natur gegebenen *Zeitstruktur* basiert. Und aus ihr lassen sich viele Gegebenheiten zur Chronobiologie erklären.

Anders steht es im Westen, da wurde seit alters her nach einer *kausalen* Erklärung der Natur gesucht. Nun ist dies nur mit einer Reduktion der Erscheinungen auf die Annahme einer *unveränderlichen Identität* zu erlangen. Versteht man die Welt jedoch als immer fortschreitenden Prozess, ist eine unveränderliche Identität nicht möglich. Daher gibt es im chinesischen Denken keine Kausalität.

Anders ausgedrückt lässt sich ein im Westen verbreitetes analytisches Denken einem in Asien heimischen synthetischen Denken gegenüberstellen:

YIN		*YANG*
Osten		Westen
Orient	Interaktion	Okzident
Synthese		Analyse
Intuition		Verstand
nach innen gerichtet		nach aussen gerichtet

Die chinesische Medizin arbeitet demnach mit einem synthetischen und intuitiven Denken, das dem analytisch verstandesmässigen Denken des Westens gegenüber gestellt werden kann. Und natürlich gibt es viele mögliche Interaktionen, die zwischen beiden Denksystemen möglich sind [3].

Die Wurzeln der chinesischen Medizin: die Fünf Wandlungsphasen und die Meridianlehre

Diese Wurzeln sind in der Philosophie zu finden, einer Philosophie, die taoistische Symbole verwendet. Als sehr bekannt gilt wohl das Symbol von *Yin* und *Yang*, weniger bekannt dürften die *Fünf Wandlungsphasen* sein und mit der *Meridianlehre* gilt es so recht eigentlich, der Chronobiologie die Referenz zu erweisen.

Wenden wir uns zunächst dem *Yin* und dem *Yang* zu:

Der Himmel als obere Begrenzung steht in diesem Beispiel für Yang.
Dazwischen steht der Mensch.
Und die Erde, auf der der Mensch steht, hat die Funktion von Yin.

Der Schlüssel zum Verständnis der Theorie von Yang und Yin ist das Prinzip des relativen Gleichgewichts. In der Vorstellung der Chinesen ist alles relativ, flexibel und wandelbar. Und das relative Gleichgewicht zwischen den kosmischen Kräften des Körpers sowie zwischen dem Körper und seiner Umwelt ist das grundlegende Regulativ für Gesundheit und ein langes Leben [4].

Die *Fünf Wandlungsphasen* sind eine Zusammenstellung der verschiedensten mikrokosmischen (zum Beispiel Organe) und makrokosmischen (als Beispiel Himmelsrichtungen) Dinge. Anders ausgedrückt benutzten die alten Chinesen die Fünf Wandlungsphasen, um die physiologischen Beziehungen der inneren Organe untereinander und die pathologischen Veränderungen zu systematisieren. Die Zuordnungen der fünf Phasen sind eine Erkenntnishilfe für klinische Tendenzen einer Erkrankung.

Der Wind als Ausdruck der Bewegung und der beginnenden Aktivität steht an erster Stelle. Die Hitze als Ausdruck des Feuers erklärt sich von selbst. Die Feuchtigkeit gehört als wichtiges Element der ernährenden Funktion zur Erde. Zur Metallzeit gehört das Metall, weil dieses die absteigende Phase darstellt, eben einen zu Ende gehenden Zyklus. Die Kälte gehört zum Wasser, das die Lebensgrundlage bildet und von wo aus ein neuer Lebenszyklus beginnen kann [5].

Yin-Organe	Leber	Herz	Milz-Pankreas	Lunge	Niere
Yang-Organe	Gallenblase	Dünndarm	Magen	Dickdarm	Blase
Wandlungsphase	Holz	Feuer	Erde	Metall	Wasser
Jahreszeit	Frühling	Sommer	Spätsommer	Herbst	Winter
Himmelsrichtung	Osten	Süden	Mitte	Westen	Norden
Farbe	Grün	Rot	Gelb	Weiss	Schwarz
Geschmack	Sauer	Bitter	Süss	Scharf	Salzig
Witterung	Wind	Hitze	Feuchtigkeit	Trockenheit	Kälte

Die Wandlungsphasen treten in eine gesetzmässige Beziehung untereinander, wodurch sich zwischen den einzelnen Phasen funktionelle Regelkreise bilden. Die Funktion einer jeden Phase wird von mehreren Seiten reguliert. So ist der fördernde Zyklus der der Hervorbringung und Erzeugung, er besteht in der Evolutionsrichtung von der Mutter zum Sohn. Der kontrollierende Zyklus ist der der Hemmung und Unterdrückung, so löscht beispielsweise das Wasser das Feuer.

Der Prozess der Entstehung kann nicht ohne Erzeugung, aber auch nicht ohne Kontrolle vor sich gehen. Ohne Geburt gibt es kein Wachstum, ohne Kontrolle wird erheblicher Schaden entstehen [6].

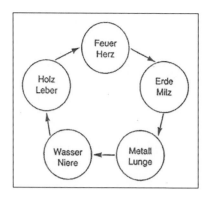
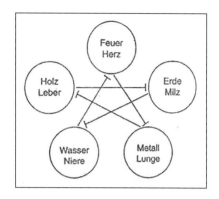

Der fördernde Zyklus   Der kontrollierende Zyklus
(Mutter-Sohn-Zyklus)   (Grossmutter-Enkel Zyklus)

In Anlehnung an die gedachten Längsmeridiane, die die Weltkugel umspannen, wurden die Leitbahnen der Chinesischen Medizin *Meridiane* genannt. Diese verbinden die ungefähr dreihundert und fünfundsechzig Akupunkturpunkte in einem geschlossenen Kreislauf.

Die Akupunkturpunkte sind auf *zwölf Hauptmeridiane* verteilt, welche paarweise angeordnet sind.

Sie stehen mit einem inneren Organ in Verbindung und tragen jeweils dessen Namen:

Lunge, Dickdarm, Magen, Perikard, Herz, Dünndarm, Blase, Niere, Kreislauf, Dreifacher Erwärmer (damit ist das Stoffwechselsystem gemeint), Gallenblase und Leber.

Es besteht nun die Annahme, dass die Lebensenergie Qi in diesen Meridianen in einer bestimmten Reihenfolge fliesst. Innert vierundzwanzig Stunden werden alle Meridiane durchlaufen, beginnend um drei Uhr morgens mit dem Lungenmeridian. Dieser Kreislauf der Meridiane wird *Organuhr* genannt.

Die Organuhr und das zeitliche Auftreten der Beschwerden

Die Zirkulation der Energie Qi durch die Organe vollzieht sich nach der Organuhr wie folgt:

Organ	Maximalzeit	Minimalzeit
Lunge	03–05	15–17
Dickdarm	05–07	17–19
Magen	07–09	19–21
Milz	09–11	21–23
Herz	11–13	23–01
Dünndarm	13–15	01–03
Blase	15–17	03–05
Niere	17–19	05–07
Perikard	19–21	07–09
Drei-Erwärmer	21–23	09–11
Gallenblase	23–01	11–13
Leber	01–03	13–15

Die Tätigkeit der Hauptorgane unseres Körpers sind naturgemäss in den Rhythmus von Tag und Nacht eingebettet. Vom ungehinderten, nicht zu schnellem und nicht zu langsamem Energiestrom entsprechend der Organuhr hängt nach chinesischer Auffassung die Gesundheit ab. Jeder Meridian wird für zwei Stunden (das ist eine «chinesische Stunde») maximal mit Qi durchflutet, und genau zwölf Stunden später ist seine Energie am schwächsten. Für den Lungenmeridian gilt beispielsweise eine Maximalzeit zwischen drei und fünf Uhr morgens, seine schwächste Energieaufladung ist demnach zwischen fünfzehn und siebzehn Uhr.

Die zeitlichen Zusammenhänge werden auch als diagnostisches Mittel der Traditionellen Chinesischen Medizin eingesetzt: Im Falle eines Fülle-Zustandes verstärken sich die Beschwerden in der Maximalzeit. Umgekehrt bessern sich Leere-Zustände zur Maximalzeit und Fülle-Zustände in der Minimalzeit [7].

Ein Körper befindet sich im Fülle-Zustand (Yang-Zustand)	Beschwerden schlimmer zur Maximalzeit	Beschwerden besser zur Minimalzeit
	Beispiel: Asthmaanfall zwischen 03–05 Uhr (Qi durchflutet die Lunge maximal)	Beispiel: Atmung bessert sich zwischen 15–17 Uhr
Ein Körper befindet sich im Leere-Zustand (Yin-Zustand)	Beschwerden besser zur Maximalzeit	Beschwerden schlimmer zur Minimalzeit
	Beispiel: Zwischen 7 und 9 Uhr ein reichhaltiges Frühstück einnehmen	Beispiel: letzte Mahlzeit vor 19 Uhr einnehmen bevor die Magenfunktion in ihre energetische Tiefphase eintritt

Wer nachts zwischen ein und drei Uhr Schlafstörungen hat, könnte an einer Leberfunktionsstörung leiden, da dieses Organ um diese Zeit die höchste Aktivität entwickelt. Die Leber wird entlastet, wenn die letzte Mahlzeit nicht zu spät eingenommen wird und nicht zu fett- und eiweisslastig ausfällt. Auch die Einnahme von Bitterstoffen, die zur Wandlungsphase Leber gehören, sind ein nützlicher Nahrungszusatz.

Chrono-Akupunktur

Wie auch der Beitrag von Armin Koch in diesem Buch aufzeigt, unterliegt der Qi-Fluss in den Meridianen einem Zweistunden-Takt. Deshalb sind bestimmte Akupunkturpunkte zu bestimmten Zeiten besonders zugänglich und werden daher als geöffnet bezeichnet. Unter der Chrono-Akupunktur versteht man also die Nadelung zum richtigen Zeitpunkt und wie das zu geschehen hat, ist im Beitrag «Optimale Wirkzeiten der Akupunktur» nachzulesen.

Biologische Rhythmen

Zusammenfassend können wir die biologischen Rhythmen folgendermassen
zuordnen

- *Zuordnung zu den Wandlungsphasen:* Hier geht es um ultradiane Rhythmen (von *ultra* mit der Bedeutung *über* und *dies* mit der Bedeutung *Tag*). Es handelt sich hier um Jahres- oder Mondzyklen, die in einer Krankengeschichte eine Rolle spielen können.
- *Zuordnung zur Organuhr:* Circadiane Rhythmen (von *circa* für *ungefähr* und *dies* dem *Tag* entsprechend). Die Tageszyklen sind am besten erforscht, so etwa der Schlaf- Wachzyklus wie der Beitrag von Anna Wirz-Justice zeigt.
- *Zuordnung durch Pulsdiagnostik:* Unter infradianen Rhythmen (von *infra* mit der Bedeutung *unter*) kann beispielsweise die Herzfrequenzvariabilität als diagnostisches Mittel verwendet werden wie die Beiträge von Marko Nedeljković und Dietrich von Bonin zeigen.

Geschichte der Chronobiologie: erste Aufzeichnungen

Vor 250 Jahren machte Johann Gottfried Zinn die ersten Aufzeichnungen eines circadianen Rhythmus bei der Gartenbohne. Hier die Versuchsanordnung: Die Blätter der Pflanze wurden an einen Hebelmechanismus angeschlossen, der die tagesperiodischen Blätterbewegungen auf eine rotierende Walze übertrug. Senkte sich das Blatt, hinterliess das auf der Walze eine nach oben gerichtete Linie, hob sich das Blatt wieder, zeigte die Linie wieder nach unten. Diese Aufstellung verfolgte er über mehrere Tage, wobei nur während der ersten drei Tage das Licht im zwölfstündigen Wechsel an- und ausging. Vom vierten Tag an stand die Pflanze im Dunkeln und dennoch bewegten sich die Blätter auf und ab. Damit wurde das Licht als Ursache für die Blattbewegungen ausgeschlossen.

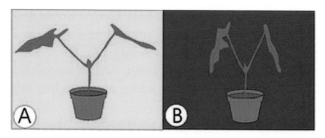

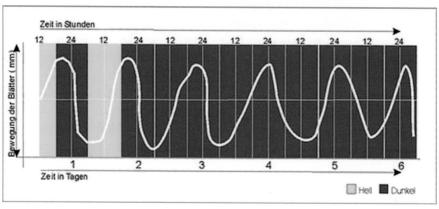

Abb. 1: A: Bohnenpflanze mit erhobenen Blättern;
B: Bohnenpflanze mit hängenden Blättern;
Schema: Aufzeichnung dieser Bewegung über mehrere Tage, die ersten zwei Tage mit
Licht-Dunkel-Wechsel, dann Dauerdunkel

Chronobiologieforschung und TCM:
Gibt es eine circadiane Wahrnehmung des Schmerzes?

Zu welcher Tageszeit vereinbaren Sie, lieber Leser, Ihren Zahnarzttermin?
Möglicherweise gehören Sie zu den Personen, die für einen Termin am Nach-
mittag zu haben sind, denn dann, denken Sie, sind die Schmerzen, die durch
die Manipulationen des Zahnarztes entstehen, weniger gross. Mit einer Gruppe
von sechs Freiwilligen bin ich dieser Frage nachgegangen. Alle Probanden
hatten noch nie eine Akupunkturtherapie gehabt und sollten daher ihren
geschätzten Einstichschmerz auf einer Skala von eins bis zehn, der sogenannten visuellen Analogskala VAS, festlegen. Um neun Uhr dreissig war der

Durchschnittwert von sechs Probanden zwei Komma dreiunddreissig Punkte auf der VAS-Skala. Nach dem Stechen vom Punkt Dickdarm 4 (Hegu) um neun Uhr zweiunddreissig ergab der wahrgenommene Einstichschmerz einen VAS-Wert von eins Komma sechzehn. Anders ausgedrückt heisst das, dass der Schmerz um einiges geringer ausfiel als befürchtet oder angenommen worden war.

Nun haben wir um vierzehn Uhr dreissig nach der Akupunktur desselben Punktes nochmals den wahrgenommenen Einstichschmerz erfragt und stellten einen VAS-Wert von zwei Komma dreiunddreissig fest. Somit muss angenommen werden, dass es besser ist, den Zahnarzttermin auf den Morgen zu legen, da zu diesem Zeitpunkt die Schmerzen möglicherweise geringer ausfallen werden.

Dies war ein Pretest, dessen Ergebnis ich gern in der nächsten Zeit einmal bei einem grösseren Kollektiv nachprüfen würde. Denn meine Suche nach guten Studien zum Thema Schmerzempfindungs- und Akupunkturtherapiezeit ist recht erfolglos verlaufen, das könnte bedeuten, dass es zu diesem Thema keine Studien gibt.

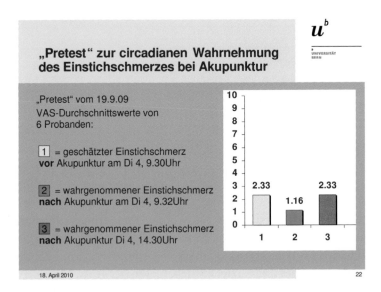

Abb. 2: Wann tut es mehr weh?

Schlussgedanken

Dass die Welt aus einem Nichts entstanden ist und mit der Einführung der
Zeit ein unendlich lange dauerndes Band entstand, auf dessen Verlauf wir hie
und da – wohl eher selten – Einfluss nehmen können, hat mich seit langem
fasziniert.

Die Chinesische Medizin geht davon aus, dass die Zeit eine wichtige Rolle
spielt. Der Rhythmik der Lebensenergie je nach Jahres- oder Tageszeiten
kommt daher eine grosse Bedeutung zu.

In unserem Empfinden aber ist die Zeit nicht linear, denn die Zeit kann
uns lang werden, wenn wir krank sind; sie schmilzt jedoch dahin, wenn wir
uns prächtig gut unterhalten. Die im Frühling 2010 verstorbene Dichterin
Erika Burkhart hat das so ausgedrückt:

Lang
die Stunden,
die Minuten länger,
kurz die Jahre,
doch einige Sekunden
unendlich.

Verwendete Literatur

[1] Schwab G: Sagen des Klassischen Altertums. München, Droemersche Verlagsanstalt, 1925.
[2] Platsch K-D: Die fünf Wandlungsphasen. München, Urban & Fischer, 2005.
[3] Ausfeld-Hafter B: Die zusammenfügende Folgerichtigkeit im intuitiven Denken der Traditio-
    nellen Chinesischen Medizin. In: Ausfeld-Hafter B (Hrgs.): Intuition in der Medizin.
    Bern, Peter Lang AG, 1999, pp. 137–148.
[4] Knieriemen H: Lebensrhythmus-Schlafstörungen. Laufen, EGK-Gesundheitskasse, 2004.
[5] Braun Hp, Madörin B: Wärme, Schärfe und Gesundheit, Einführung in die Traditionelle
    Chinesische Medizin. Bern, Simowa Verlag, 2009.
[6] Haarmeyer-Tan S: Naturverständnis und Menschenbild in der Traditionellen Chinesi-
    schen Medizin und in der Anthroposophischen Medizin, eine Gegenüberstellung. Uni-
    versität Bern, Dissertation, 2010.
[7] Van Nghi N: Hoang Ti Nei King So Ouenn. Uelzen, Medizinisch Literarische Verlags-
    gesellschaft mbH, 1977.

Zur Wirkung von Taiji auf die Herzratenvariabilität

MARKO NEDELJKOVIĆ

Bereits im 3. Jahrhundert nach Christus in der westlichen Chin Dynastie hielt der chinesische Arzt Wang Shuhe (王叔和) in seinem Klassiker der Puls-diagnose, dem Maijing, folgende Beobachtung fest [1]:

> Wenn der Herzschlag so regelmäßig wie das Klopfen des Spechts
> oder das Tröpfeln des Regens auf dem Dach ist,
> wird der Patient innerhalb von vier Tagen sterben.

Das Vorhandensein eines äusserst gleichmässigen und schwingungsarmen Herzschlagmusters wurde schon sehr früh als ein Zeichen für einen schlechten Gesundheitszustand erkannt. Die Bedeutung des Herzschlages und seiner Variabilitätsbandbreite ist grundlegend für das Verständnis der Herzratenvariabilität als ein Gesundheitsindikator. Bei starkem Herzklopfen beispielsweise ist der Herzschlag besonders regelmässig und daher für die Gesundheit nicht förderlich. Dieser Sachverhalt wird nachfolgend erläutert.

Das Herzkreislaufsystem muss in seiner Funktionsweise möglichst flexibel sein, da der Versorgungsbedarf der Organe mit Blut je nach Aktivität stark schwankt. Diese Zu- und Abnahme des Energiebedarfes zeigt sich unter anderem auch in der Zu- und Abnahme der Herzrate [2]. Ist nun die Flexibilität des Herzkreislaufsystems gestört, wie dies im einleitenden Zitat veranschaulicht wurde, kann die Energieversorgung des Organismus nicht adäquat den physischen und psychischen Anforderungen angepasst werden. Eine verminderte Herzratenvariabilität stellt insbesondere bei Herzinfarktpatienten nachweislich einen gesundheitlichen Risikofaktor dar [3].

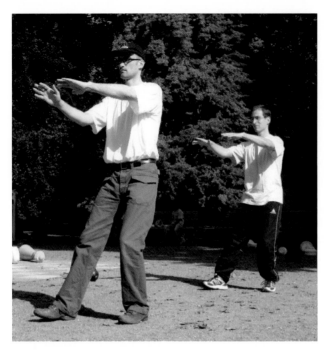

Taiji-Übende im Park

Bei Taiji handelt es sich um eine aus China stammende, langsam und acht-
sam auszuübenden Bewegungsform, welche bei regelmässigem Praktizieren
nachweislich mit einer Verbesserung des körperlichen und psychischen Wohl-
befindens einhergeht [4]. Der langsame und kontinuierliche Bewegungsrhyth-
mus durch die einzelnen Figuren in der Taiji-Form soll sich günstig auf die
körpereigenen Rhythmen wie Atmung, Herzrate und Blutdruck auswirken,
was als eine zentrale, gesundheitsfördernde Wirkweise der Taiji-Übungen
betrachtet wird [5]. Inwiefern sich das Ausüben von Taiji günstig auf die
Herzratenvariabilität auswirkt, wurde von verschiedenen Forschern untersucht,
die Ergebnisse dazu werden nachfolgend zusammengefasst.

   Die erste Studie, bei welcher die Wirkung von Taiji-Übungen auf die Herzratenvariabilität untersucht wurde, haben Wissenschafter aus Finnland im
Jahre 2002 veröffentlicht [6]. Dabei haben sie bei den von ihnen untersuchten Taiji-Übenden die Herzratenvariabilität vor und nach einer fünf minütigen Taiji-Übungssequenz gemessen und miteinander verglichen. Sowohl bei
den vierzehn jüngeren als auch bei den fünfzehn älteren Studienteilnehmern
konnte ein signifikanter Anstieg der Herzratenvariabilität beobachtet wer-

den. In einer weiteren in Taiwan durchgeführten Studie [7] wurden ebenfalls kurzfristige positive Effekte von Taiji auf die Herzratenvariabilität festgestellt, welche bei den zwanzig älteren Versuchspersonen bis eine Stunde nach Beendigung der Taiji-Übungen noch nachweisbar waren. Ausserdem wiesen die Versuchspersonen in der Taiji-Gruppe mit einer durchschnittlichen Taiji-Übungspraxis von zwei Jahren im Vergleich zu den zwanzig ebenfalls gesunden Versuchspersonen in der Kontrollgruppe ohne Taiji-Übungspraxis überzufällig höhere Herzratenvariabilitäts-Ausgangswerte auf. Diese Beobachtung deutet darauf hin, dass ein regelmässiges Taiji-Training über mehrere Jahre hinweg sich möglicherweise auch langfristig positiv auf die Herzratenvariabilität auszuwirken vermag.

Um diese Kausalität zu überprüfen, bedarf es aufwändigerer Untersuchungen im Längsschnitt. Bis anhin wurde nur eine einzige Längsschnittstudie zur Erforschung von Taiji-Langzeiteffekten auf die Herzratenvariabilität ebenfalls von einem Taiwanesischen Forscherteam im Jahre 2008 veröffentlicht [8]. Im Rahmen dieser klinischen Studie wurden einundsechzig Patienten mit einer koronaren Herzerkrankung über neun Monate hinweg hinsichtlich ihrer Herzratenvariabilitäts-Werte untersucht. Zweiundzwanzig Patienten nahmen während dieser Zeit einmal wöchentlich an einer Taiji-Übungsgruppe teil, während die übrigen neununddreissig Patienten ohne Taiji-Unterricht die Kontrollgruppe bildeten. Auch in dieser Studie waren Taiji-bedingte Kurzzeiteffekte zu beobachten, welche bei den Herzpatienten einen signifikanten Anstieg ihrer Herzratenvariabilitäts-Werte bis dreissig Minuten nach Übungsende bewirkten. Die Herzratenvariabilitäts-Ausgangswerte der Taiji- und der Kontrollgruppe wiesen nach neun Monaten jedoch keine wesentlichen Unterschiede auf. Bei der Interpretation dieser Ergebnisse sind unter anderem die unterschiedlichen Gruppengrössen, potenzielle Selektionseffekte und die Interventionsdauer mitzuberücksichtigen. Die oben gestellte Hypothese, dass regelmässiges Taiji-Üben sich nachhaltig günstig auf die Herzratenvariabilität auswirkt, konnte somit durch diese Studie weder be- noch widerlegt werden. Zur Klärung dieses Sachverhaltes bedarf es weiterführender Längsschnittsstudien, welche sich idealer Weise auf einen längeren Untersuchungszeitraum von zwei Jahren und mehr beziehen sollten. Wichtig zu beachten ist, dass mit der Zunahme der Untersuchungsdauer, auch die Wirkung anderer Faktoren auf die Herzratenvariabilität zunehmen kann, und diese somit einen verzerrenden Einfluss auf das Endergebnis haben können. Die Definition, Kontrolle und Ausschluss von Störvariablen stellt demnach eine grosse Herausforderung an die Forschung im Bereich der Herzratenvariabilität dar.

Neben dem Vergleich der Herzratenvariabilitäts-Ausgangswerte mit den Endwerten, sind auch situationsspezifische Vergleiche der Herzratenvariabilität, zum Beispiel unter Stress [9], von grossem Interesse. Die Wirkung von regelmässigem Taiji-Üben auf die Herzratenvariabilität während der Bewältigung einer Stresssituation ist bis heute jedoch noch nicht untersucht worden. Solche Forschungsarbeiten zur Untersuchung der stresspräventiven Wirkung des Taijis sind an der Kollegialen Instanz für Komplementärmedizin geplant und werden erstmals am diesjährigen «International Congress on Complementary Medicine Research» in Tromsø, Norwegen vorgestellt.

Diese Ausführungen zur Wirkung von Taiji auf die Herzratenvariabilität abschliessend, sei mit einem Chengyu* von Luo Dajing (罗大经), einem chinesischen Dichter der Song Dynastie, auf einen zentralen Wirkfaktor der Taiji-Übungspraxis hingewiesen werden [10]:

水滴石穿 – shuǐ dī shí chuān

was auf Deutsch soviel heisst wie *steter Tropfen höhlt den Stein*.

Verwendete Literatur

[1]   Yang S: The pulse classic: A translation of the Mai Jing. Boulder, Blue Poppy Press, 1997.
[2]   Vaitl D, Petermann F: Entspannungsverfahren – Das Praxishandbuch. 3. Auflage. Weinheim, Beltz, 2004.
[3]   La Rovere M, Bigger J, Marcus F, Mortara A, Schwarz, P: Baroreflex sensitivity and heart-rate variability in prediction of total cardiac mortality after myocardial infarction. The Lancet 1998; 351: 478–484.
[4]   Klein P, Adams W: Comprehensive therapeutic benefits of Taiji – a critical review. The Am J Phys Med Rehabil 2004; 83: 735–745.
[5]   Arthur H, Paterson C, Stone J: The role of complementary and alternative therapies in cardiac rehabilitation: a systematic evaluation. Eur J Cardiovasc Prev Rehabil 2006; 13: 3–9.

* Bei einem Chengyu (sprich: Tscheng ü) handelt es sich um eine chinesische Redewendung, welche aus nur vier Schriftzeichen besteht.

[6] Väänänen J, Xusheng S, Wang S, Laitinen T, Pekkarinen H, Länsimies E: Taichiquan acutely increases heart rate variability. Clin Physiol Funct Imaging 2002; 22: 2–3.

[7] Lu W, Kuo C: The effect of Tai Chi Chuan on the autonomic nervous modulation in older persons. Med Sci Sports Exerc 2003; 35: 1972–1976.

[8] Chang R, Koo M, Yu Z, Kann C, Chu I, Hsu C, Chen C: The effect of T'ai Chi exercise on autonomic nervous function of patients with coronary artery disease. J Altern Complement Med 2008; 14: 735–745.

[9] Hamer M, Steptoe A: Association between physical fitness, parasympathetic control, and proinflammatory responses to mental stress. Psychosom Med 2007; 69: 660–666.

[10] Ma Z: Shiyong Chengyu Cidian. Peking, Yanbian Daxue Chubanshe, 2004.

Morgenmuffel oder Frühaufsteher?
Tageszeiten als Hilfsmittel bei der Arzneimittelwahl in der Klassischen Homöopathie

MARTIN FREI-ERB

Einführung

Der folgende Beitrag handelt nicht nur von den Tageszeiten an und für sich. Das Thema ist auf den Begriff der Modalitäten erweitert worden, zu denen auch die Tageszeiten gehören. Modalitäten sind ein wichtiges Hilfsmittel in der Klassischen Homöopathie, die die Mittelfindung vor allem bei akuten Erkrankungen erleichtern beziehungsweise oft sogar erst ermöglichen.

Zu Beginn ist es mir aber wichtig zu definieren, was unter Klassischer Homöopathie zu verstehen ist. Nicht jede Behandlung, bei der eine homöopathische Arznei verabreicht wird, erfüllt die Definition der Klassischen Homöopathie.

Eine homöopathische Behandlung ist eine individuelle Therapie, die in der Regel nach den Vorgaben der Klassischen Homöopathie nach Hahnemann [1] erfolgt und folgendermassen definiert werden kann:

> Klassische Homöopathie ist eine seit 200 Jahren angewandte medizinische Behandlungsmethode, bei der den Patienten aufgrund der Gesamtheit der charakteristischen Symptome potenzierte Einzelmittel verabreicht werden mit dem Ziel, die natürliche Selbstheilungskraft des Organismus anzuregen und zu unterstützen. Die Wahl des individuellen homöopathischen Arzneimittels erfolgt nach der Ähnlichkeitsregel.

Unter Krankheit versteht man in der Klassischen Homöopathie alle Symptome und Beschwerden eines Patienten, die nicht durch eine veranlassende oder unterhaltende Ursache bedingt sind. Leidet ein Patient an Bauchschmerzen wegen Gallen- oder Nierensteinen, müssen diese operativ entfernt werden, sind die chronischen Darmbeschwerden durch eine Laktoseintoleranz oder eine Zoeliakie verursacht, muss eine entsprechende Diät eingehalten werden,

ist die Schlaflosigkeit durch hohen Kaffeekonsum verursacht, muss dieser
reduziert werden. Dies sind nur einige Beispiele.

Die nach Entfernung einer allfälligen behebbaren Ursache verbleibenden
Beschwerden, das heisst alle Abweichungen vom gesunden Zustand, die der
Patient selber wahrnimmt oder die die Umstehenden und der Arzt an ihm
wahrnehmen und beobachten, sind Ausdruck einer Störung und Schwächung
der sogenannten Lebenskraft. Diese Symptome bezeichnet man als die *Gesamtheit der charakteristischen Symptome* eines Patienten. Diese Symptome
umfassen nicht nur die Krankheit/Diagnose nach den Kriterien der konventionellen Medizin, sondern alle Symptome der körperlichen, psychischen und
emotionalen Ebenen. Verschreibungen von homöopathischen Arzneien
lediglich aufgrund einer Diagnose wie zum Beispiel «Kopfschmerzen» erfüllen dieses Kriterium der Individualität nicht.

Die Ähnlichkeitsregel besagt, dass dem Patienten dasjenige homöopathische Arzneimittel verabreicht werden soll, das seinem Zustand am ähnlichsten
ist [2,3].

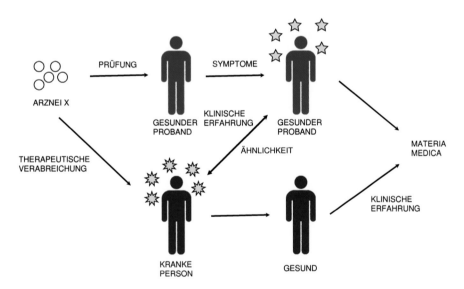

Abb. 1: Ähnlichkeitsregel: Eine Arznei X, die bei der Prüfung an gesunden Probanden
Symptome ☆ hervorruft, kann ähnliche Symptome ✨ bei einer kranken Person
heilen. (© Martin Frei-Erb)

In der Klassischen Homöopathie werden vorwiegend Einzelmittel verschrieben. Mischpräparate aus verschiedenen Einzelmitteln, sogenannte Komplexmittel, werden nicht verwendet.

Was verstehen wir unter dem Begriff «Symptom»

Zunächst müssen wir den Begriff «Symptom» näher betrachten: Das Wort stammt aus dem Griechischen (σύμπτωμα). «Symptoma» heisst soviel wie «Zufall, Begebenheit, Begleiterscheinung».

Ein Symptom ist ein körperliches oder seelisches Zeichen, das ein Hinweis auf eine Erkrankung oder eine Verletzung sein kann. Schmerzen im rechten Unterbauch können ein Hinweis auf eine Blinddarmentzündung sein, Brustschmerzen links mit Ausstrahlung in den linken Arm ein Hinweis für eine Durchblutungsstörung des Herzmuskels.

Die Summe aller Symptome, die von einer Erkrankung hervorgerufen werden, ergibt das klinische Bild, die Symptomatik.

In der konventionellen Medizin kennt man folgende Symptome:

Subjektive Symptome, das heisst Symptome, die der Erkrankte selber wahrnimmt, beispielsweise die Schmerzen im rechten Unterbauch bei einer Blinddarmentzündung;

Objektive Symptome sind Krankheitszeichen, die von aussen vom Untersucher oder der Umgebung des Patienten wahrgenommen werden können, beispielsweise ein Palmarerythem, das heisst die Rötung der Handflächen, bei einer chronischen Lebererkrankung;

Allgemeinsymptome sind Symptome, die den ganzen Menschen betreffen wie Fieber oder Müdigkeit;

Leitsymptome sind Symptome, die charakteristisch für eine bestimmte Krankheit sind, beispielsweise Bauchschmerzen, Blähungen und Durchfall nach Genuss laktosehaltiger Nahrungsmittel bei Laktoseintoleranz;

Residualsymptome sind Symptome, die nach der Genesung von einer Erkrankung zurückbleiben können;

Prodromalsymptome sind unspezifische Symptome, die einer Krankheit vorausgehen, wie Müdigkeit und Gliederschmerzen bei Grippe.

Welche Symptome sind nun in der Klassischen Homöopathie wichtig?

Das wissenschaftliche Modell der Klassischen Homöopathie unterscheidet sich deutlich von der konventionellen Medizin, da es nicht auf der Physiologie aufbaut. Es basiert auf der Beobachtung von Reaktionen des Organismus auf Stressfaktoren. Diese beobachteten Phänomene sind für die homöopathische Behandlung wichtiger als die klinischen Symptome. Natürlich muss der homöopathische Hausarzt bei einem Patienten mit chronischen brennenden Magenschmerzen wissen, ob er bloss eine Gastritis oder ein Magenkarzinom hat und ihn entsprechend untersuchen lassen. Für die Mittelfindung ist aber wichtiger, wie der Patient seine Schmerzen empfindet und darauf reagiert, als die Tatsache, dass er eine Magenerkrankung hat. In der Klassischen Homöopathie werden Symptome als Ausdruck des inneren Wesens der Krankheit, des Heilungsversuchs oder/und des Stressors betrachtet. Grundsätzlich werden die Symptome als Phänomene des kranken Menschen vorurteilslos und wertneutral wahrgenommen, keines wird ausgeschlossen, auch wenn es physiologisch nicht erklärbar ist.

Wir kennen in der Klassischen Homöopathie fünf Gruppen von Symptomen

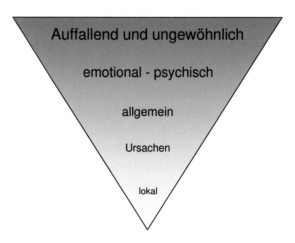

Abb. 2: Wertigkeit der Symptome für die homöopathische Fallanalyse

1. *Auffallende Symptome:* diese sind für den Patienten charakteristisch und drücken damit die individuelle Störung der Lebenskraft aus. Sie sind für die Wahl der ähnlichsten Arznei am wichtigsten[1];
2. *Geistes- und Gemütssymptome:* zu den Geistessymptomen zählen wir Störungen des Gedächtnisses, des Verstehens, des Lernens oder des Sprechens. Die Gemütssymptome umfassen Temperament, Ängste, Ärger, Sorgen oder Kränkungen;
3. *Allgemeinsymptome* sind Merkmale und Symptome, die den Menschen insgesamt betreffen, so beispielsweise Körpertemperatur, Ausscheidungen, Schlaf, Appetit oder Durst, Verlangen nach bestimmten Speisen;
4. *Auslösende Ursachen (Causae)* haben ebenfalls einen hohen Stellenwert bei der Wahl der ähnlichsten Arznei;
5. *Lokalsymptome:* der Patient ist davon insgesamt nicht betroffen. Falls ein lokales Symptom aber im Sinne des Paragraphen 153 sehr auffällig ist, kann es von grosser Bedeutung in der Mittelfindung sein.
Zu den Lokalsymptomen zählen wir folgende Symptome.

Organsymptome: Gewisse Krankheiten beziehungsweise Arzneien tendieren dazu, gewisse Organe früh oder in einer charakteristischen Kombination zu befallen. Die Kenntnis der Organaffinität einer Arznei kann speziell bei Mangel an charakteristischen Symptomen hilfreich bei der Verschreibung sein.

Klinische Symptome/Diagnosen: Speziell bei akuten Krankheiten können diese eine Gruppe von Arzneien eingrenzen. Die Differenzierung innerhalb der Gruppe richtet sich nach den charakteristischen Symptomen.

Pathognomonische Symptome: Diese sind für eine Krankheit charakteristisch, beispielsweise Kopfschmerzen, Übelkeit und Erbrechen bei Migräne. Der individuelle Zustand zeigt sich hier meistens nicht. Sie haben daher für die Arzneimittelwahl die geringste Bedeutung.

Auch in der Klassischen Homöopathie gibt es Leitsymptome. Diese sind für ein gewisses Arzneimittel charakteristisch und führen so oft schnell zum richtigen Arzneimittel.

---

1 Organon §153: Besonders und fast einzig für die Wahl des Arzneimittels sind die auffallenderen, sonderlichen, ungewöhnlichen und charakteristischen Zeichen und Symptome ins Auge zu fassen.

Das vollständige Symptom

Diese Einteilung der Symptome unterscheidet sich auf den ersten Blick nicht stark von den Symptomgruppen in der konventionellen Medizin. Um den Zustand eines Patienten und seine innere Empfindungen erfassen und verstehen zu können, muss ein Symptom vollständig erfasst werden. Von grosser Bedeutung ist dies vor allem bei akuten Erkrankungen. Ein vollständiges Symptom kann in einer akuten Erkrankung zu einem charakteristischen und auffallenden Symptom und damit wahlanzeigend werden. Der homöopathische Arzt wird deshalb zusätzlich bei jedem Symptom noch folgende Informationen suchen:

Wo   Lokalisation, Seite, Ausdehnung und Ausstrahlung, Lokalisierung und Bewegung der Symptome, Bevorzugung einer Seite, Ausstrahlung

Wie   subjektive Empfindung des Symptoms
Die subjektive Empfindung von z.B. Schmerzen, Schwindel, Übelkeit und psychischer Befindlichkeit – eine möglichst genaue Beschreibung, wie sich der Zustand anfühlt

Wann   Modalitäten

Was noch Begleitsymptome, z.B. Würgen beim Hustenanfall. Begleitsymptome können auch psychische Symptome wie Unruhe und Reizbarkeit bei Schmerzen sein

Weshalb auslösende Ursache, beispielsweise Blasenentzündung nach Sitzen auf einem kalten Stein

Die Modalitäten

Betrachten wir nun den Begriff der Modalitäten genauer: Unter Modalitäten werden in der Klassischen Homöopathie alle Einflüsse verstanden, die entweder eine Verbesserung oder eine Verschlechterung eines Symptoms bewirken. Dazu gehören neben Wetter, Wärme oder Kälte, Körperhaltung, Nahrungsmittel auch die Tageszeiten.

Diese Einflüsse lassen sich nicht durch die Krankheit erklären, sondern sie stehen in direktem Zusammenhang mit dem Zustand des Patienten.

Wenn ein Patient mit einer Blinddarmentzündung berichtet, dass er möglichst ruhig liegen muss, damit er keine Schmerzen hat, dann ist dies keine Modalität, sondern ein normales Symptom bei Patienten mit Blinddarmentzündung. Berichtet der selbe Patient aber, dass er zusätzlich ganz stark mit der Faust auf den rechten Unterbauch drücken muss, damit er keine Schmerzen habe, ist das doch eher aussergewöhnlich. Die Linderung der Schmerzen durch starken Druck lässt sich nicht mit der Pathologie einer Blinddarmentzündung erklären. Sie steht im Zusammenhang mit dem Zustand des Patienten.

Zu Beginn jedes Kapitels im Repertorium und teilweise auch bei den einzelnen Rubriken sind die Tageszeiten als Erstes aufgeführt. Am häufigsten werden Tageszeiten wie die anderen Modalitäten bei der Behandlung von akuten Krankheiten verwendet. Sie können aber durchaus auch bei chronischen Krankheiten von Nutzen sein. Teilweise können Tageszeiten sogar im Sinne eines Leitsymptoms auf ein bestimmtes Arzneimittel hinweisen.

Schauen wir uns nun an einem Beispiel an, weshalb Modalitäten in der Homöopathie so wichtig sind: Stellen wir uns einen Patienten vor, der über trockenen Husten klagt. Im Repertorium [4] finden wir in der Rubrik «trockener Husten» 373 Arzneimittel. Wir erfahren vom Patienten weiter, dass der Husten bellend tönt. Mit der Rubrik «Husten bellend» können wir die in Frage kommenden Mittel auf 46 reduzieren.

Damit ist es aber immer noch nicht möglich, das für den Zustand des Patienten ähnlichste Mittel zu verschreiben. Mit wenigen oberflächlichen und unvollständigen Symptomen kann man nicht die Arznei finden, die dem Zustand des Patienten am ähnlichsten kommt.

Die Modalitäten helfen uns, nun zwischen den einzelnen Mittel zu differenzieren: Unser Patient berichtet, dass er am Morgen um sechs Uhr erwache und dann bis sieben Uhr husten müsse. Ebenfalls schlimmer wird der Husten eine halbe Stunde vor Mitternacht.

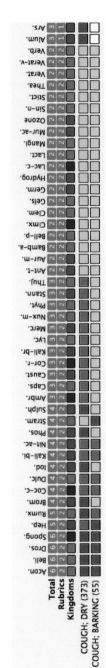

Abb. 3: Trockener Husten ohne Modalitäten

	Coc-c.	Acon.	Bell.	Dros.	Spong.	Hep.	Rumx.	Brom.
Total	9	6	6	6	6	5	5	4
Rubrics	4	2	2	2	2	2	2	2
Kingdoms								
COUGH; DRY (373)								
COUGH; BARKING (55)								
COUGH; MORNING; agg.; six am.; seven am., until (4)								
COUGH; MIDNIGHT; agg.; before; eleven thirty pm. (1)								

Abb. 4: Trockener Husten mit Modalitäten

Mit diesen zwei Zusatzinformationen ist es nun deutlich einfacher ein Mittel zu verschreiben, in diesem Falle Coccus cacti, die Kaktuslaus.

Die Leitsymptome [5] für Coccus cacti (Coc-c) bei Husten sind:

– Der Schleim ist dick und fadenziehend, so dass man würgt, um ihn hochzubringen
– Hustenzeit verschlimmert um (<) sechs Uhr und insbesondere dreiundzwanzig Uhr dreissig
– Verschlechterung (<) beim Betreten eines warmen Raumes, durch warme Getränke, warmes Essen
– Besserung (>) durch kalte Luft, kalte Getränke
– Hustenanfälle mit reichlichem, fadenziehendem Schleim.

Die Ehefrau dieses Patienten klagt ebenfalls über denselben trockenen, bellenden Husten. Hat sie wirklich denselben Husten und braucht auch sie Coccus cacti?

Als Modalitäten erfahren wir von ihr, dass sich ihr Husten bei Durchzug verschlimmert und der Husten am schlimmsten von fünf Uhr nachmittags bis neun Uhr abends ist. Obwohl sie oberflächlich betrachtet denselben Husten hat wie ihr Ehemann, ändert sich mit diesen Zusatzinformationen ihr Krankheitsbild vollständig und sie erhält als Arzneimittel nicht Coccus cacti, sondern Capsicum.

	Caps.	Acon.	Caust.	Bell.	Dros.	Spong.	Calc.
Total	5	8	5	6	6	6	5
Rubrics	4	3	3	2	2	2	2
Kingdoms							
COUGH; DRY (373)							
COUGH; BARKING (55)							
COUGH; DRAFT of air agg. (12)							
COUGH; AFTERNOON; five pm.; nine pm., until (1)							

Abb. 5: Trockener Husten mit Modalitäten

Capsicum ist ein pflanzliches Mittel, hergestellt aus Chillipfeffer. Ein Leitsymptom beim Husten, der Capsicum benötigt, ist schlecht riechender Atem bei jedem Hustenanfall.

Eine physiologische Erklärung, weshalb bei klinisch ähnlichem Husten die Verschlimmerungszeiten verschieden sind, gibt es nicht. Diese Modalitäten sind nicht Ausdruck der Pathologie, sondern des Zustandes des Patienten. Damit sind sie ein sehr wichtiges Instrument in der Verschreibung des individuellen homöopathischen Arzneimittels.

Ein kurzer historischer Rückblick

Betrachten wir zum Schluss noch die historische Entstehungsgeschichte des Begriffes der Modalitäten [6].

In den Werken von Samuel Hahnemann (1755–1843) taucht der Begriff noch nicht auf. Allerdings hat er schon 1805 in seinem Werk *Heilkunde der Erfahrung* die Bedeutung von Beschwerdenveränderungen in der Erhebung von Krankheitsbildern hervorgehoben. Im Organon [1] empfiehlt er bei der Arzneimittelprüfung am Gesunden die sorgfältige Wahrnehmung der Symptomenänderung unter verschiedenen Bedingungen

Im Jahr 1832 erscheinen vom Homöopathen C. von Boenninghausen das *Systematisch-Alphabetische Repertorium* und im 1846 das *Therapeutische Taschenbuch* [7]. In beiden Werken werden die Symptome nach Ort, Empfindung und Symptomenänderung «je nach Tageszeit», «nach Lage und Umständen», «verschlimmert» und «gebessert» geordnet. Boenninghausen spricht aber noch nicht von Modalitäten, sondern von «Umständen und Bedingungen». Als Begründer des Modalitätenbegriffes wird allgemein Hering (1800–1880) angesehen. Im Vorwort seines Werkes *The Guiding Symptoms of our Materia Medica* beschreibt er als Erster, was ein vollständiges Symptom beinhalten muss: «*Sensations, Localities, Conditions, or better, Modalities, Tissues and Concomitants*».

Offenbar hat Hering den Begriff aber von einem deutschen Kollegen namens Rudolph Herrmann Gross (1812–1864) übernommen. Gross studierte Medizin in Berlin und praktizierte in verschiedenen Städten in Deutschland. Wie und wann er seine homöopathische Ausbildung machte, ist nicht bekannt. Er hatte aber mindestens seit 1861 direkten Kontakt mit Boenninghausen, an dessen Versammlungen er regelmässig teilnahm und sich mit eigenen Beiträgen aktiv beteiligte. Neben einer Vielzahl von Zeitschriftenartikeln hat er als Hauptwerk seine *Vergleichende Arzneiwirkungslehre* hinterlassen. Hering war von der *Vergleichenden Arzneiwirkungslehre* von Gross so begeistert, dass er diese auf Englisch übersetzte und 1867 in den USA veröffentlichte. Ein deutscher Verleger für das Originalwerk liess sich nicht finden, weshalb das Werk erst 1892 aus dem Englischen zurück ins Deutsche übersetzt worden ist. In einem Beitrag von 1866 für die *Allgemeine Homöopathische Zeitung* kündigt Hering die Drucklegung an, wobei er in diesem Artikel den Begriff Modalität verwendet und ihn eindeutig Gross zuschreibt. In der *Vergleichenden Arzneiwirkungslehre* werden erstmals in einer übersichtlichen Gegenüberstellung die wesentlichen zur damaligen Zeit geprüften Arzneimittel aufgeführt. Insgesamt werden hundert Arzneimittel in vierhundertsechsundneunzig Vergleichen gegenübergestellt. Die strukturierten Gegenüberstellungen beginnen mit den Allgemeinsymptomen, Haut und Fieber, dann folgt ein Schema von Kopf bis Fuss. Im dritten Teil werden die Modalitäten verglichen. Den Begriff Modalität erwähnt Gross auch ausdrücklich in seinem Vorwort.

Einer der wenigen Anhängern von Gross' Werk ist Boger (1861–1935). In seinem wichtigsten Werk *Synoptic Key of the Materia Medica* nehmen die Modalitäten einen grossen Stellenwert ein.

Zusammenfassung

Bei einer homöopathischen Behandlung ist die Erfassung der Gesamtheit der charakteristischen Symptome essentiell. Modalitäten, das heisst verbessernde oder verschlechternde Einflüsse auf Symptome, sind ein wichtiger und unentbehrlicher Bestandteil der homöopathischen Fallaufnahme. Modalitäten stehen in direktem Zusammenhang mit dem Zustand des Patienten. Sie lassen sich nicht durch die Physiologie oder Pathologie erklären. Ohne Modalitäten ist ein Lokalsymptom nicht vollständig, womit es für die Fallanalyse kaum von Nutzen ist.

Verwendete Literatur

[1] Hahnemann S: Organon 6 der Heilkunst. Buchendorf, Verlag Peter Irl, 2007.

[2] Genneper T, Wegener A (Hrsg.): Lehrbuch der Homöopathie. Stuttgart, Karl F. Haug Verlag, 2004.

[3] Frei-Erb M: Vorlesungsskript Klassische Homöopathie 3. Studienjahr Humanmedizin, Universität Bern, 2010.

[4] van Zandvoort R: Complete Millenium Repertory, Institute for Research in Homeopathic Information and Symptomatology, Leidschendam, 2005.

[5] Morrison R: Handbuch der homöopathischen Leitsymptome und Bestätigungssymptome. Gross Wittensee, Kai Kröger Verlag, 1. Auflage 1995.

[6] Goldmann R: R. H. Gross und der Ursprung des Modalitätenbegriffes. AHZ 2006; 251: 228–235.

[7] von Bönninghausen C: Therapeutisches Taschenbuch. Hamburg, B. von der Lieth, Verlag für homöopathische Literatur, 1996.

Was wussten die Griechen von Physiologie?
Wirkungen der Rezitation alter Texte
auf die kardiorespiratorische Interaktion

DIETRICH VON BONIN

Rahmen und Forschungsgegenstand

Die folgende Darstellung bezieht sich auf die Untersuchung von Wirkungen der therapeutischen Textrezitation auf Atmung, Herzrhythmik und weitere Parameter der Blutzirkulation, wie sie in der Anthroposophischen Medizin seit mehr als achtzig Jahren zur Anwendung kommt. Die Untersuchungen finden statt in einem Kooperationsprojekt der Kollegialen Instanz für Komplementärmedizin KIKOM der Universität Bern mit Arbeitskreisen der Universität Witten-Herdecke in Deutschland und der Universität Graz, beziehungsweise dem Joanneum-Research-Institut in Österreich. Verschiedene Ergebnisse dieser Forschung wurden publiziert, unter anderem im Band 5 *Genuss und Gesundheit* dieser Buchreihe. Der vorliegende Beitrag fasst Hauptergebnisse der ersten drei Projekte zusammen, vor allem bezüglich der zwei Interventionen: Hexameter- und OM-Rezitation. Für Einzelheiten bezüglich aller Interventionen sei der Leser auf die bisherigen Veröffentlichungen verwiesen [4,5,19–22].

Therapeutische Sprachgestaltung ist eine aktive Therapiemethode. Sie setzt Sprache ein als therapeutisches Medium sowohl für körperliche Wirkungen auf Atmung, Stimme und Artikulation als auch für psychische Wirkungen über den künstlerischen Ausdruck und hat ein breites Indikationsspektrum bei somatischen und psychischen Störungen und Krankheiten [6]. Das therapeutische Instrumentarium umfasst insbesondere auch Elemente der spirituellen und poetischen Traditionen verschiedener Völker, deren Wirkebenen nicht nur spirituell und psychisch erlebt werden können, sondern welche auch einen intensiven Körperbezug aufweisen. Gesprochene Sprache manifestiert sich immer in zwei Räumen, Innenwelt und Umwelt. Brücke zwischen der emotional-inhaltlichen Innenwelt und der teilnehmenden Umwelt ist der

Körper der sprechenden Person, der zum Erscheinungsort des Innenweltlichen im sozialen Raum wird. Physiologischer Übermittler der Innenwelt ins gesprochene Wort ist nach dem Gehirn der Atem, der zusammen mit dem Puls und dem autonomen Nervensystem wiederum rückgekoppelt mit der Welt der Emotionen ist. So erscheint es naheliegend, Wirkungen angeleiteter Rezitation auf kardiorespiratorische und vaskuläre Parameter zu untersuchen.

Die Besonderheiten der Hexameter-Rezitation wurden im schon erwähnten Band zu dieser Vortragsreihe folgendermassen zusammengefasst [19]:

> Epische Darstellungen im Rhythmus des Hexameter wurden erstmals von Homer um 700 v. Chr. niedergeschrieben, müssen aber zu dieser Zeit schon viele hundert Jahre die bevorzugte Form mündlich überlieferter Heldendichtung gewesen sein [11]. Klopstock führte das Versmass 1748 im *Messias* in die deutsche Literatur ein. Später verwendeten ihn Dichter der deutschen Klassik wie J. W. Goethe oder F. Schiller in verschiedenen Spielarten, vor allem dem Distichon (Hexameter und Pentameter im Wechsel). Das Versmass gewann aber, im Gegensatz zur altgriechischen Zeit, über die Klassik hinaus keine allgemeine Verbreitung. Dies liegt nicht zuletzt daran, dass die griechische Metrik eine quantitierende, die deutsche Metrik aber eine akzentuierende Metrik besitzt. Trotz dieses offenkundigen Unterschiedes lassen sich Hexameter auch auf Deutsch sehr wirksam einsetzen, wie in unseren Studien gezeigt werden konnte.

Im späteren griechischen Altertum wurden die beiden grössten Epen der Literatur, Ilias und Odyssee (Hexameter), am bedeutendsten Fest des attischen Stadt-Staates, den Panathenäen, jeweils gesamthaft durch Rhapsoden vorgetragen. Welchen Einfluss das stunden-, ja tagelange Anhören solcher rhythmischer Gesänge auf die Zuhörer gehabt haben muss, lässt sich heute nur ansatzweise durch die Erforschung ihrer physiologischen Wirkungen neu verstehen. Allein die Ilias besteht aus 15 693 Hexametern [11].

Bei ihr fällt besonders die strenge Gesetzmässigkeit als konstituierendes Grundelement dieser ältesten Hexameter ins Auge. Dazu schreibt der Basler Philologe Joachim Latacz:

> Einen Punkt indessen gibt es, in dem er (Homer) aus dem Rahmen fällt. Das ist die unerhörte Konsequenz, ja man muss schon sagen: Rigorosität, mit der bei ihm das Versmass eingehalten wird [...] Diese Eigentümlichkeit der homerischen Hexametersprache haben schon die späten Griechen selbst bemerkt [11].

Diese Konsequenz ist schon in der Odyssee weniger ausgeprägt und verliert sich im römischen Hexameter (Virgil, Ovid) weiter, zu Gunsten einer reicheren rhythmischen Vielfalt, die sich noch stärker im deutschen Hexameter findet, bei welchem Daktylen (lang-kurz-kurz: -uu) häufig durch Trochäen (-u) ersetzt werden.

Beleg für die ausserordentliche rhythmische Regelmässigkeit der Ilias lieferte in letzter Zeit auch eine mathematische Analyse griechischer und römischer Hexameter:

> Der Hexameter besteht hier aus fünf Daktylen (- uu) und einem sechsten Versfuss aus einer Länge mit folgender Kürze oder aus zwei Längen. Dabei können die ersten vier Versfüsse einen Spondeus (--) statt des Daktylus enthalten.

Länge, Kürze und Pause (Zäsur) sind drei Hauptelemente der quantitierenden Metrik, die in einer Studie an der Nationalen Autonomen Universität in Mexiko City von R. Mansilla und E. Bush mathematisch untersucht wurden. Dabei transformierten die Autoren die Dichtung in Zeitreihen aus den drei Symbolen: Länge, Kürze und Pause und bestimmten die Korrelationen zwischen diesen Elementen, so zum Beispiel den regelmässigen Abstand der Zäsuren. Auf diese Weise konnte die rhythmische Komplexität der Verse definiert werden, ohne aber auf den Inhalt Rücksicht zu nehmen. Es zeigte sich eine zunehmende Komplexität rhythmischer Strukturen von der Ilias über die Odyssee bis hin zu römischen Dichtern wie Virgil [13]. Besonders interessant ist das Vorherrschen *einer* Zäsur innerhalb der Zeile in der ältesten Form, der Ilias. Dadurch wird deren Hexameterzeile gleichmässig in zwei, mit Bezug auf die Längen gleiche Abschnitte unterteilt, was einer regelmässigen Atemführung beim Rezitieren entgegen kommt.

Konsequentes Einhalten des Versmasses und rhythmische Gleichmässigkeit (nicht Gleichförmigkeit) zeichnete also den ältesten Hexameter vor späteren Anwendungen aus. Wie Joachim Latacz schlüssig nachweist [11] hängt dies wohl in erster Linie mit der oralen Überlieferungstradition dieser Inhalte vor Homer zusammen. Man geht davon aus, dass Mythenkomplexe damals schon seit Jahrhunderten durch Dichtersänger an den Höfen vorgetragen wurden. Dieser improvisierende Vortrag war, um flüssig zu gelingen, auf eine gewisse ähnliche rhythmische Grundstruktur und die Verwendung beispielsweise von festen «Formeln» wie «hellglänzender Mond» angewiesen [11].

Warum gehen wir hier ausführlicher auf die Frage nach der rhythmischen Gleichmässigkeit des Hexameters ein? Auswendig rezitieren und noch vielmehr improvisierendes Neudichten setzt ein gewisses im Körperempfinden verankertes Rhythmusgefühl voraus. Sobald Dichtung mit Hilfe der Schrift entsteht, können beispielsweise Überlegungen zur Vermeidung von Wiederholungen oder eine originellere Satzstruktur einfliessen, die sich stärker an den Intellekt, an ein wacheres Bewusstsein wenden. Solche Überlegungen werden dann auch eine komplexere rhythmische Struktur nach sich ziehen. Damit dürfen wir in den ursprünglichen Hexameter eine besonders körper- und rhythmusorientierte Dichtungsform vermuten.

Auch Rudolf Steiner wies schon 1922 auf einen Ursprung der gesamten Metrik aus dem Erleben körpereigener Rhythmusverhältnisse, vor allem zwischen Puls und Atmung hin. Er ordnete den Versfuss dem Pulsschlag und die Halbzeile bis zur Zäsur einem Atemzug zu [16].

Die Silbe OM bildet den Anfang der Formel: OM MANI PADME HUM, die in Sanskrit etwa bedeutet: OM Juwel im Lotos HUM. Sie bildet noch heute das bedeutendste Mantra des tibetischen Buddhismus. Im Gegensatz zur tibetischen Praxis wird die Silbe in der Therapeutischen Sprachgestaltung mit Lippenspannung vorne gesprochen: OM oder AOUM und umfasst eine lange Ausatmung von ungefähr zwanzig Sekunden Dauer.

In allen Fällen spricht ein geschulter Therapeut den Text vor, der dann vom Klienten wiederholt wird. So entsteht kein Druck den Text behalten zu müssen, was die Ergebnisse verfälschen würde. Die Sprache wird unterstützt von atembegleitenden Armbewegungen und, beim Hexameter, durch rhythmisches Laufen im Tempo der Längen des Metrums (drei pro Halbzeile).

Indikatoren der Wirkung

Herzfrequenzvariabilität

Viele rhythmische Einflüsse auf Atmung und Kreislauf erscheinen in den sich überlagernden Rhythmen wieder, in denen die Herzschlagfolge variiert, und die in ihrer Gesamtheit die Herzfrequenzvariabilität (HRV, von englisch «Heart-Rate-Variability») bilden.

Diese Interaktionen von Atmung und Herzrhythmik wurde in der Chronobiologie und Chronomedizin differenziert erforscht und schon durch die umfangreichen Arbeiten von Hildebrandt [7–9] zugänglich gemacht. Dabei wurde unbeeinflusste oder getaktete Atmung und ihre Auswirkungen auf die HRV, insbesondere die respiratorische Sinusarrhythmie RSA untersucht. Die

RSA ist während des Sitzens und Liegens stark ausgeprägt, während die Frequenz der Blutdruckrhythmik (ungefähr 0.1Hz, Mayer-Wellen) besonders im Stehen hervortritt. Die RSA wird allgemein mit Aktivität des Vagus (Parasympathikus) in Verbindung gebracht und tritt zumeist im Hochfrequenz-Band (0.15–0.4 Hz) des Herzfrequenzspektrums auf, während die langsameren Rhythmen in der HRV stärker vom Sympathikus oder von beiden zusammen moduliert werden.

Für uns ist der Vorschlag von Interesse, den Parameter LF/HF (Low Frequency/High Frequency), das Verhältnis der Leistungen von Nieder- und Hochfrequenzband im RR-Intervall-Spektrum als Ausdruck für die vago-sympathikale Balance zu werten [10].

Die HRV fand in den letzten Jahrzehnten in Studien zunehmend Beachtung und erlangte auf zwei Gebieten klinische Bedeutung: Für die Prognose nach akutem Myokardinfarkt und als frühes Warnzeichen einer peripheren Neuropathie bei Diabetes (Literatur im Bericht der «Task Force» [17], in dieser Arbeit wurde auch versucht, Normbereiche für die einzelnen Parameter der HRV zu definieren). Insgesamt erweist sich die HRV als subtiler Indikator für Schwankungen der vago-sympathikalen Balance und damit für Leistungs- oder Erholungsbereitschaft des Organismus, was zum Verständnis unserer Forschungsergebnisse wesentlich ist. Die erste Studie [21] beschränkte sich auf diese Messgrösse, während in der zweiten Untersuchung synchron mit der HRV die Atmung gemessen wurde [5] und in der neuesten, in Analyse befindlichen Arbeit auch der Blutdruck und der Blutfluss im Gewebe kontinuierlich aufgezeichnet wurden.

Methoden

Studiendesign der ersten Untersuchung (n=7)

Wir untersuchten Auswirkungen der Therapeutischen Sprachgestaltung auf die Herzfrequenzvariabilität an sieben Nicht-Sprachgestaltern im Alter von sechsundzwanzig bis neunundfünfzig Jahren (Durchschnitt vierundvierzig Jahre, vier Frauen, drei Männer) ohne grössere Vorkenntnisse in Sprachgestaltung.

Die Versuche wurden nach folgendem Schema zur Ermittlung von Simultan- und Immediatwirkungen durchgeführt:

Simultanwirkungen sind direkte Wirkungen der Sprache auf die HRV während des Sprechens, Immediatwirkungen die Nachwirkungen der Intervention während der Nachruhe.

Die Probanden durchliefen einen systematischen Versuch über fünfzehn Wochen mit je sechs Wiederholungen im Abstand von einer Woche nach folgendem Schema:

	Vorruhe, S1 15 Minuten sitzen	Intervention 30 Minuten laufen und Nachsprechen	Nachruhe, S2 15 Minuten sitzen	Wiederholungen
1.	x	**Hexameter**	x	1x wöchentlich 3 Wochen + 3 Wochen
2.	x	**Alliteration**	x	1x wöchentlich 3 Wochen + 3 Wochen
3.	x	**Unterhaltung**	x	1x wöchentlich 1 Woche + 2 Wochen

Tabelle 1: Ablaufschema der ersten Studie

Hexameter und Alliteration wurden nach je drei Wiederholungen gewechselt, die drei Kontrollmessungen dazwischen und danach eingefügt. In der therapeutischen Anwendung wie auch bei unseren Versuchen spricht der Therapeut dem Patienten immer eine Halbzeile des Textes bis zur Zäsur vor und lässt diese anschliessend wiederholen. Dazu schreiten Therapeut und Patient im Rhythmus der Längen. Der Hexameter wird dabei von den meisten Personen spontan mit einer Geschwindigkeit von ungefähr zwölf bis dreizehn Atemzügen pro Minute (ungefähr 0.2 Hz) gesprochen. Während der Messwochen waren die Probanden gebeten, die Texte zu Hause zu üben. Weitere Einzelheiten zur Durchführung der Versuche finden sich in [21].

Die Elektrokardiogramme wurden nach den HRV-Standardparametern [17] und mit der Methode der musikalischen Musteranalyse [2, 3] ausgewertet. Zusätzlich erhoben wir mit Fragebögen das Befinden (gut – schlecht) vor und nach der Intervention auf einer siebenstufigen Analogskala und fragten nach der verbal zu beschreibenden Qualität des Befindens nach den Interventionen sowie während der Übzeiten zu Hause.

Studiendesign der zweiten Untersuchung (n = 20)

Auf Grund der Ergebnisse der ersten Studie wurde in einer zweiten Studie untersucht, in wieweit die Synchronisation der RSA mit der Atmung eine reine Wirkung der Atemlänge ist. Dazu liessen wir zwanzig Probanden, (Alter siebenunddreissig bis neunundvierzig Jahre, Durchschnitt dreiundvierzig Jahre, zehn Frauen, keine HRV-relevanten Erkrankungen) je einmal die Interventionen Hexameter-Rezitation, Taktatmung in gleichem Tempo wie die Hexameter-Rezitation und mit gleicher Atemtiefe und Spontanatmung durchführen. In allen Fällen liefen die Probanden langsam nach einem Metronom im gleichen Tempo durch den Raum.

		Vorruhe, S1 15 Minuten sitzen	Intervention 20 Minuten laufen und Nachsprechen	Nachruhe, S2 15 Minuten sitzen
1.	x	**Hexameter**		x
2.	x	**Taktatmung**		x
3.	x	**Spontanatmung**		x

Tabelle 2: Ablaufschema der zweiten Studie

Gemessen wurde die Herzfrequenzvariabilität und zusätzlich die Atmung über einen Nasen/Mund-Thermistor mittel eines Medikorder MK2 der Firma Tom-Signal, Graz, Österreich. Die Atemoszillationen wurden zusammen mit der HRV und dem Elektro-Kardiogramm synchron abgespeichert. Weitere Einzelheiten zum Studiendesign siehe [5].

Studiendesign der dritten Untersuchung (n = 7)

In der dritten Pilotuntersuchung, die mit trainierten Sprachgestaltern durchgeführt wurde und die Interventionen: OM-Rezitation, Hexameter-Rezitation und Stabreim-Rezitation zum Inhalt hatte, verwendeten wir weitere Indikatoren für die Wirkung. Diese umfassten die kontinuierliche Aufzeichnung des Blutdrucks mittels eines Portapres® der Fa. Finapres Medical Systems BV Amsterdam, Niederlande und die kontinuierliche Aufzeichnung der Sauerstoffsättigung und des oxygenierten und deoxygenierten Hämoglobins im Gewebe mittels Spektrophotometer, Typ Oxy-Imager, an der Stirne links und an der linken Wade lateral. Die Studie befindet sich noch in Analyse, weshalb hier nur erste Teilresultate dargestellt werden.

	Vorruhe, S1 10 Minuten stehen	Intervention 10 Minuten stehend rezitieren	Nachruhe, S2 10 Minuten stehen
1.	x	**Hexameter**	x
2.	x	**OM**	x
3.	x	**Stabreim**	x

Tabelle 3: Ablaufschema der dritten Studie

Ergebnisse

Simultanwirkungen

Der Vergleich der Wirkung verschiedener Atemformen auf die HRV (Abb. 1) zeigt bei der gleichen Versuchsperson zuerst die respiratorische Sinusarrhythmie im Sitzen und Stehen, darunter die Verstärkung der Rhythmik durch tiefes Atmen und ganz unten das Sprechen der alten Meditationsformel: OM mit Lippenbetonung, wie sie in der Therapeutischen Sprachgestaltung verwendet wird.

Auffällig ist beim Sprechen der Silbe OM der Anstieg der Herzfrequenz während des Sprechens, also während der Ausatmung, auf ein Maximum, sowie die starke Rhythmisierung der Herzfrequenz durch diese Übung. Im Herzfrequenz-Spektrum zeigen sich zwei ausgeprägte Frequenzgipfel im Bereich von ungefähr 0.05 und von 0.1 Hz.

Während die spontane Atmung im Sitzen im entsprechenden Frequenzbereich *einen* Gipfel erzeugt, welcher der Atemfrequenz entspricht (Abb. 1 oben), versetzt die Atmung bei der Übung OM die HRV in eine Grundschwingung mit einer Periodenlänge von ungefähr zwanzig Sekunden (0.05 Hz), der im Verhältnis von zwei zu eins eine weitere, schnellere Schwingung von ungefähr

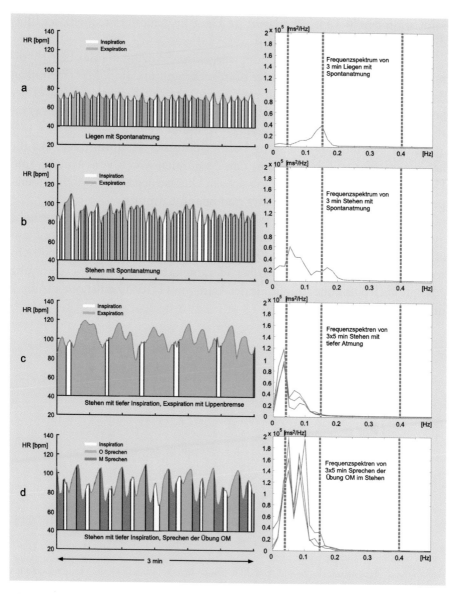

Abbildung 1: Darstellung der Wirkung verschiedener Atemmanöver von 3 Minuten Dauer bei der gleichen Versuchsperson (männlich, 37 Jahre) auf die Herzfrequenzvariabilität. Links: Schwankungen der Herzfrequenz in der Zeitdomäne, rechts: Frequenzspektrum (FFT) des gleichen Zeitabschnittes. Modifiziert aus [19].

zehn Sekunden (0.1 Hz) überlagert ist. Diese liegt auf der Frequenz der Blut-druck-Rhythmik (Mayer-Wellen).

Die durch die langsame Atmung ausgelöste Schwingung der Herzrhyth-mik (0.05 Hz) wird durch jene der Blutdruckrhythmik moduliert. Zieht man das recht exakte Verhältnis von zwei zu eins (musikalisch eine Oktave) der beiden Schwingungen zueinander in Betracht, so kann eine resonante gegen-seitige Anregung beider Schwingungen vermutet werden.

In der zweiten Untersuchung bezog sich unser Hauptinteresse auf die kardiorespiratorische Interaktion, das Zusammenwirken von Atmung und Herzrhythmik. Zur Frage stand, ob sich ein Unterschied ergibt zwischen thera-peutischer Rezitation, Taktatmung und Spontanatmung.

Die Messungen ergaben für Taktatmung und Hexameterrezitation eine hohe Synchronisation der RSA mit den Atemoszillationen, während bei Spontan-atmung keine Abstimmung der RSA auf die Atembewegungen zu beobach-ten war. Die langsame Atmung bei Hexameterrezitation und Taktatmung erzeugte auch eine hohe Amplitude der Atem- und HRV-Oszillationen (Abb. 2 linke Seite).

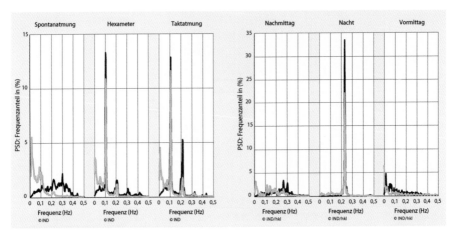

Abbildung 2: Frequenzspektren während 20 Minuten Intervention, über alle Versuchspersonen (n = 20) gemittelt, bei Spontanatmung, Hexameterrezitation und Taktatmung (linke Seite).
Drei Ausschnitte von 20 Min. Dauer aus einem 24h-EKG, während des Nach-mittages, des traumlosen Tiefschlafs (Non-REM-Schlaf) und des Vormittages (rechte Seite). Aus [5].

Betrachtet man Atmung und RSA als Oszillatoren und berechnet den Grad ihrer Synchronisation als quantitativen Index (Abb. 3), so erwies sich überraschenderweise die Hexameterrezitation als stärkerer Synchronisator von Atmung und Pulsrhythmik (HRV) als die Taktatmung, obwohl die Ausatmung bei letzterer mit Lippenbremse ganz regelmässig erfolgte, während beim Rezitieren der Atem durch die Artikulationsbewegungen moduliert und gestaltet wird. Bei beiden Interventionen kam es zu einer hohen Synchronisation der Atemfrequenz um 0.1 Hz mit der HRV. Diese Frequenz ist identisch mit jener der Blutdruckrhythmik und wird hier verstärkt durch die unterschiedliche Atemtiefe beim Zuhören der Halbzeile einerseits und der nachfolgenden Rezitation andererseits.

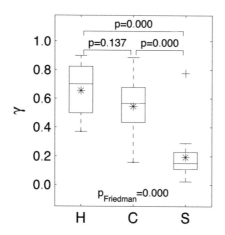

Abbildung 3: Quantifizierung der Phasensynchronisation zwischen Atmung und HRV, dargestellt als γ-Wert. Die Boxplots zeigen Median und Quartile, Mittelwert (*), Maxima und Minima (Whiskers).

In der dritten Untersuchung trat bei OM auch bei einer Mittelung der Frequenzspektren über alle sieben Versuchspersonen die langsame Haupt-Atemfrequenz von ungefähr 0.06 Hz in der HRV und auch im kontinuierlich gemessenen Blutdruck auf (Abb. 4). Interessant ist bei diesem Versuch ohne Vorgabe der Atemfrequenz das Auftreten eines Frequenzgipfels in der HRV um 0.1 Hz. Diese Frequenz findet sich nicht gleichermassen in der Kurve des kontinuierlich gemessenen Blutdruckes und auch nicht in der Atmung. Warum diese Frequenz im Blutdruck nicht auftritt, wird erst die Analyse der Daten der einzelnen Probanden zeigen.

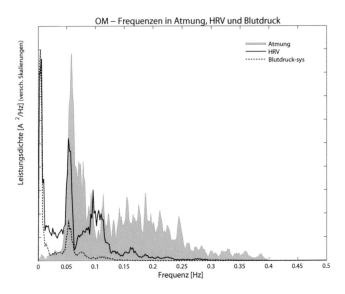

Abbildung 4: Gemitteltes Frequenzspektrum (FFT) wiederholter Rezitation der Silbe OM durch 7 Sprachtherapeuten. Unabhängige Messung der Atmung (Nasen/Mund-Thermistor), der HRV (1-Kanal EKG) und des systolischen Blutdruckes.

Immediatwirkungen in der ersten Untersuchung

Zur Beurteilung von Nachwirkungen der verschiedenen Interventionen verwendeten wir in der ersten Untersuchung neben den Standardparametern (Resultate in [21]) die Methode der musikalischen Musteranalyse [2–4]. Hier wird die HRV in eine Zeitreihe aus den Symbolen, 1 und 0, codiert, und diese Zeitreihe in Hinblick auf das Auftreten verschiedener Musterklassen analysiert. Damit kann zum Beispiel eine Koordination von Herzschlag und Atmung sichtbar gemacht werden. So ergäbe zum Beispiel eine ganz regelmässige Atmung im Verhältnis eins zu vier zur Herzfrequenz, wie sie gehäuft im Tiefschlaf auftritt, das Muster 110011001100 usw. Stärkere Koordination erscheint, wie gesagt, vor allem in der Nacht und ist damit Indikator für einen erholungsorientierten, trophotropen Körperzustand [7].

Ergebnisse der Analyse werden durch die beiden Parameter «pattern predominance» PP und «phase coordination ratio» PCR ausgedrückt. PP bedeutet den Grad überzufälligen Auftretens einzelner Musterklassen in Prozenten, PCR berücksichtigt auch die zyklische Stabilität der auftretenden Muster, das heisst, das mindestens doppelt so häufige Auftreten RSA bezogener Muster-klassen wie in einem random-walk RR-Tachogramm (Aufzeichnung der Ab-stände von R-Zacke zu R-Zacke im Elektro-Kardiogramm).

Die Ergebnisse für unsere Versuche mit der musikalischen Musteranalyse wurden publiziert [4] und sind im Folgenden nur zusammengefasst:

Bei allen Versuchspersonen findet sich für PP im Mittel eine Steigerung nach dem Hexametersprechen. Nach der Alliteration sind immer noch fast alle Werte erhöht, nach den Kontrollmessungen erniedrigt sich hingegen im Mittel PP bei den meisten Versuchspersonen. Besonders erhöht waren nach dem Hexametersprechen die Musterklassen vier zu eins und fünf zu eins, die eine verbesserte Phasenkoordination im Atmungsbereich und Bevorzugung der für ein harmonisches Puls-Atem-Verhältnis typischen Frequenzverhält-nisse demonstrieren.

Eine solche Erhöhung der Musterhäufigkeit, vor allem nach dem Hexa-metersprechen, zeigt, dass die erholungsfördernde, rhythmusstimulierende Wirkung der Rezitation auch in der Ruhephase nach dem Sprechen anhält und Atem und Puls in verbesserter Koordination zusammenschwingen.

Befinden nach der Rezitation

Die sieben Nicht-Sprachgestalter notierten ihr Befinden vor und nach den drei Interventionen jeweils auf einer siebenstufigen Analogskala, die von «sehr gut» bis sehr schlecht» reichte. Ein Vierfeldertest wurde auf die Kategorien »Befin-den nach der Behandlung besser« beziehungsweise »gleich oder schlechter« angewandt, getrennt nach Sprachgestaltung oder Kontrollversuch. Die Verbes-serung des Befindens nach Sprachgestaltung ist hochsignifikant ($p < 0.0001$), zwischen Rezitation und Deklamation besteht kein Unterschied. Beide verbes-sern das Befinden einer gemischten Gruppe gesunder Probanden insgesamt gleich gut um durchschnittlich etwa eine Note gegenüber dem Befinden vor dem Versuch.

Ferner sollten die Probanden jeweils die subjektive Qualität ihres Befin-dens unmittelbar im Anschluss an die Ruhephase nach Hexameter und Alli-teration verbal charakterisieren. Die Aufstellung enthält die Originalzitate der Versuchspersonen ohne Mehrfachnennungen. Trennstriche bezeichnen jeweils Notierungen durch eine neue Versuchsperson:

Nach Hexameter

Frischer, wie nach dem Schlafen – Objektiv durchleuchtet – Mehr ins Träumen gehend, nachher wacher – Klarer im Kopf, tiefere fülligere Atmung – Ruhig und klar – Leichtes, wohltuendes Kribbeln im Körper – Ich habe das Gefühl, im guten Sinne schwer zu sein. Ich fühle mich, als wäre ich in einer leichten Trance, in der Magengegend ist wie eine ruhige Kraft vorhanden

Nach Alliteration

Besser bei sich, stärker, voller – Geballter, strahliger. Den Willen differenziert fühlend – Ausgeruht, präsent, frisch – Gestärkt psychisch – Mehr im Körper – Frohgemut – Etwas müde, wie nach einer Wanderung – Wärmer, dicker, stärker durchblutet – Fülle, Kraft – Gut angeregt. Es geht mir ein Marschthema durch den Kopf – Deklamation ist aktivierend – Ich fühle mich aufgeheizt – Gefühl wie nach Pfeffergericht, kräuselnde Wellen wurden zu Gischtwellen – Die Sprachwerkzeuge sind bewusster geworden, ich konnte Dampf ablassen

Die Mehrzahl der Notierungen deutet nach dem Hexametersprechen auf einen erholten Zustand, aber auch eine gewisse Schlaf- beziehungsweise Traumnähe hin, während nach Alliteration die Aktivierung deutlich vorherrscht. Zusätzlich sollten die Probanden dann noch ihren Zustand nach dem Üben zu Hause, getrennt nach den beiden Interventionsarten, beschreiben, wie auch längerfristige Auswirkungen während der dreiwöchigen Übphasen. Diese Notierungen sind in [19] abgedruckt.

Zusammenfassung und Diskussion

Hexameter

Wie gezeigt wurde, strebt die therapeutische Hexameterrezitation eine grosse Regelmässigkeit bei der Verteilung der Zäsuren an (nach dem dritten Versfuss). Damit rückt bei dieser Rezitationstechnik die Diktion in die Nähe derjenigen der ältesten Hexameterformen der Ilias Homers, bei welcher das Metrum ebenfalls sehr regelmässig, atemfördernd fliesst (viel regelmässiger als in unseren deutschen Beispielen) und häufig die Zäsur in der Zeilenmitte steht.

Die natürliche Rezitationsgeschwindigkeit pendelte sich bei unseren Versuchen um zwölf Atemzüge pro Minute (0.2 Hz) ein. Damit liegt sie doppelt so schnell wie die körpereigene Blutdruckrhythmik (0.1Hz), die durch das Nachsprechen über die Atmung mit angeregt wird. Die therapeutische Sprechweise regt also unbewusst endogene Rhythmen an (statt gegen diese zu wirken), was unsere oben geäusserte Vermutung, der Hexameter wirke, besonders in den ältesten Formen, rhythmusgebend und entspannungsfördernd, auch auf physiologischem Gebiet bestätigt. Gleichzeitig konnten wir zeigen, dass auch deutsche Hexameter eine solche koordinierende Wirkung haben, obwohl das griechische Original sicher, durch die quantitierende Natur der griechischen Metrik, noch wesentlich wirksamer sein könnte.

Von besonderem Interesse ist das Auftreten zweier Hauptfrequenzen bei Hexameterrezitation und Taktatmung. Die schnellere Frequenz entspricht, wie zu erwarten, der Atemfrequenz RSA. Dazu bildet sich aber eine zweite, häufig markant ausgebildete, langsamere Frequenz im Verhältnis von eins zu zwei zur Atemfrequenz. Diese liegt mit einer Periodenlänge von zehn Sekunden (sechs pro Minute) gleich wie die körpereigene Blutdruckrhythmik, die sie anzuregen scheint. Die Blutdruckrhythmik tritt im unbeeinflussten Körperzustand als typische Frequenz des Stehens auf, während sich die RSA nur im Sitzen oder Liegen gut in der HRV abbildet.

Damit erscheinen, während der therapeutischen Hexameterrezitation, die natürlichen Indikatoren zweier unterschiedlicher Zustände, nämlich Liegen und Stehen, gleichzeitig in der HRV.

Zusätzlich treten diese Frequenzen sehr regelmässig, vergleichbar einem reinen Ton in der Musik, auf. Der Versuch, dieses Phänomen zu interpretieren, führt zur Frage, ob es einen unbeeinflussten Körperzustand gibt, bei dem ein vergleichbares Phänomen während eines vierundzwanzigstündigen Tag-Nacht-Wechsels auftritt. In der Tat tritt ein ähnliches Synchronisationsphänomen bei gesunden Versuchspersonen auf, nämlich während des Non-Rapid-Eye-Movement-Schlafes. Dort treten alle endogenen Rhythmen im Abbild der HRV zurück und nur die Atmung dominiert als starke RSA den Herzrhythmus. Am Tag findet keine Synchronisation des Atemrhythmus mit der HRV statt (Abb. 2 rechts).

Als Ergebnis der therapeutischen Hexameterrezitation wird der Körper in einen Zustand grosser Harmonie zwischen Atmung und Herzrhythmus gebracht. Mehr technisch formuliert, drückt sich dies als Synchronisation, als Gleichklang von Atem und Pulsrhythmik aus. Dieser kardiorespiratorische Gleichklang erreicht beim therapeutischen Rezitieren ein Ausmass, wie es sich sonst nur im traumlosen Tiefschlaf findet. Ein Unterschied zum Tiefschlaf besteht allerdings bezüglich der Atemfrequenz und der Frequenzmultiplikation während des Hexametersprechens. Die nächtliche Synchronisation zwischen Herzschlag und Atmung ist auch bei normalen Atemfrequenzen feststellbar; bei wachem Bewusstsein und physischer Aktivität kann nur im verlangsamten Frequenzbereich von sechs bis zehn Atemzügen pro Minute ein so großer Synchronisationsgrad herbeigeführt werden.

OM

In einer früheren Untersuchung fand Bernardi [1] bei spontaner Rezitation des gesamten Mantras OM MANI PADME HUM eine Atemfrequenz von sechs pro Minute und damit wiederum ein Einschwingen auf die Frequenz der Blutdruckrhythmik. Diese Intervention koordiniert auch die Schwingungen im transkranialen Blutfluss auf der gleichen Frequenz. Eine indische Studie [18] hatte ein Absinken der Herzfrequenz während «innerem Sprechen/Singen» (mentally chanting) des Mantras OM und einen Trend zu geringerem Sauerstoffverbrauch gefunden. Da bei unserer Untersuchung die Probanden das OM aber laut sprechen, sind die Resultate jener Studie nicht direkt übertragbar. Die betreffende Studie enthielt auch keine Daten zur HRV.

Während des spontanen Sprechens der Übung OM ergab sich bei trainierten Sprachgestaltern eine Atemfrequenz von drei Atemzügen pro Minute (0,05 Hz). Zusätzlich entstand eine Schwingung mit einer Frequenz von zirka sechs pro Min. (0.1 Hz), die wir als resonante Anregung der Blutdruckrhythmik interpretieren (Abb. 1). Diese Hypothese ist Gegenstand weiterer Untersuchungen.

Verwendete Literatur

[1]   Bernardi L, Sleight P, Bandinelli G, Cencetti S, Fattorini L, Wdowczyc-Szulc J, Lagi A: Effect of rosary prayer and yoga mantras on autonomic cardiovascular rhythms: comparative study. British Medical Journal 2001; 323: 1446–9.

[2]   Bettermann H, Amponsah D, Cysarz D, van Leeuwen P: Musical rhythms in heart period dynamics: A cross-cultural and interdisciplinary approach to cardiac rhythms. Am J Physiol 1999; 277: H1762–H1770.

[3] Bettermann H, Cysarz D, van Leeuwen P: Detecting cardiorespiratory coordination by respiratory pattern analysis of heart period dynamics – the musical approach. Int J Bifurcation Chaos 2000; 10: 2349–2360.

[4] Bettermann H, von Bonin D, Cysarz D, Frühwirth M, Moser M: Effects of speech therapy with poetry on heart rate rhythmicity and cardiorespiratory coordination. International Journal of Cardiology 2002; 84/1: 77–88.

[5] Cysarz D, von Bonin D, Lackner H, Heusser P, Moser M, Bettermann H: Oscillations of heart rate and respiration synchronize during poetry recitation. Am J Physiol Heart Circ Physiol 2004; 287: H579–H587.

[6] Denjean B, von Bonin D: Therapeutische Sprachgestaltung. Stuttgart, Urachhaus, 2003

[7] Hildebrandt G: Das Zentrum des rhythmischen Systems; in Heusser P (Hrsg.): Akademische Forschung in der anthroposophischen Medizin. Bern, Peter Lang AG, 1999, pp. 105–120.

[8] Hildebrandt G: Physiologische Grundlagen der Hygiogenese; in Heusser P (Hrsg.): Akademische Forschung in der anthroposophischen Medizin. Bern, Peter Lang AG, 1999, pp. 57–81.

[9] Hildebrandt G, Moser M, Lehofer M: Chronobiologie und Chronomedizin. Stuttgart, Hippokrates, 1998.

[10] LaRovere MT, Bigger JT Jr, Marcus FI, Mortara A, Schwartz PJ: Baroreflex sensitivity and heart rate variability in predicion of total cardiac mortality after myocardial infarction. Lancet 1998; 351: 478–84.

[11] Latacz J: Troja und Homer. München/Berlin, Koehler und Amelang, 2001.

[12] Malliani A, Pagani M, Lombardi F: Physiology and clinical implications of variability of cardiovascular parameters with focus on heart rate and blood pressure. Am J Cardiology 1994; 73: 3C–9C.

[13] Mansilla R, Bush E: Increase of complexity from classical Greek to Latin poetry. Association for Integrative Studies Journal (submitted); presented at International Congress: Interdisciplinary Studies and Complexity, National Autonomous University of Mexico, 2001.

[14] Moser M, Lehofer M, Hildebrandt G, Voica M, Egner S, Kenner T: Phase and frequency coordination of cardiac and respiratory function. Biol Rhythm Res 1995; 26: 100–111.

[15] Moser M, Lehofer M, Sedminek A, Lux M, Zapotoczky H G, Kenner T, Noordergraaf M: Heart rate variability as a prognostic tool in cardiology. Circulation 1994; 90: 1078–1082.

[16] Steiner R: Die Kunst der Rezitation und Deklamation (GA 281). Dornach, Rudolf Steiner Verlag, 1987.

[17] Task Force of the European Society of Cardiology and the North American Society of Pacing an Electrophysiology: Heart rate variability. Standards of measurement, physiological interpretation and clinical use. Circulation 1996; 93: 1043–1065.

[18] Tellers S, Nagarathna R, Nagendra R: Autonomic changes during «OM» meditation. Int J Psychophysiol 1993; 15(2): 147–52.

[19] von Bonin D: Rezitation und Herzrhythmik. Forschungsergebnisse zur Wirkung alter Sprechtexte auf die Herzfrequenzvariabilität und das Befinden; in: Thurneysen A (Hrsg.): Genuss und Gesundheit. Bd. 8: Komplementäre Medizin im interdisziplinären Diskurs. Bern, Peter Lang AG, 2004, pp. 125–156.

[20] von Bonin D, Cysarz D, Frühwirth M, Lackner M, Moser M, Heusser P: Wirkungen von Sprachtherapie auf die kardiorespiratorische Interaktion. Teil 2: Menschenkundliche Gesichtspunkte. Der Merkurstab 2005; 3: 185–196.

[21] von Bonin D, Frühwirth M, Heusser P, Moser M: Wirkungen der Therapeutischen Sprachgestaltung auf Herzfrequenz-Variabilität und Befinden. Forsch Komplementmed 2001; 8(3): 144–160.

[22] von Bonin D, Giger A, Stöcklin C, Frühwirth M, Moser M: Rhythmologische Untersuchungen zur Sprachtherapie; in Heusser P (Hrsg.): Akademische Forschung in der anthroposophischen Medizin. Bern, Peter Lang AG, 1999, pp. 357–368.

Von der Bedeutung innerer und äusserer Rhythmen für den Menschen

Ursula Wolf

Begriffe rund um den Rhythmus

Die Begriffe «Takt» und «Rhythmus» werden oft gleichgesetzt oder verwechselt. Sie unterscheiden sich jedoch essentiell. Takt ist vom Lateinischen «tangere» abgeleitet und bedeutet «berühren, stossen, schlagen». Takt bedeutet die Wiederholung eines Gleichen. Dies kann das Vorrücken des Zeigers an einer Uhr sein oder die stetige Wiederholung einer bestimmten Bewegung einer Maschine. Der Takt hat seine Domäne im Bereich der Mechanik. Er ist ein essentieller Bestandteil der von Menschen hervorgebrachten aber unbelebten Instrumente und Maschinen. Rhythmus leitet sich ab vom Griechisch-Lateinischen «rheein» und bedeutet «fliessen». Rhythmus ist im Gegensatz zum Takt, der die Wiederholung des Gleichen bedeutet, die Wiederholung von Ähnlichem. Deutlich wird dies am Tag- und Nachtrhythmus, bei dem Tag und Nacht im sich wiederholenden Wechsel stehen; die Dauer von Tag und Nacht jedoch immer etwas variieren. Die Domäne des Rhythmus ist der Bereich des Lebendigen, dessen essentielles Merkmal er ist. Dass Takt und Rhythmus wesensverschieden sind, zeigt sich auch beispielsweise in der Musik. Auch wenn ein Musikstück in einem bestimmten Takt zum Beispiel Dreiviertel- oder Siebenachtel-Takt, notiert ist, wird es von guten Musikern rhythmisch, das heisst nicht taktisch gespielt, wodurch die Musik lebendig ertönt. Wird Musik rein taktisch gespielt, wirkt sie auf die Zuhörenden starr, unbeweglich und ertötend. Der Rhythmus selbst entsteht zwischen Polaritäten. Er entsteht beispielsweise im Wechsel von hell-dunkel, laut und leise, schnell und langsam. So ermöglicht der Rhythmus einen Ausgleich zwischen den Polaritäten. Rhythmus entsteht aber auch im Wechsel von Aufbau und Abbau. Deutlich wird dies, wenn man das Entstehen und Vergehen und im nächsten Jahr Wiederentstehen einer Pflanze betrachtet. Stetiger Auf- und Abbau findet sich auch im menschlichen Organismus, wo die meisten Körperzellen nach einiger Zeit abgebaut und wieder aufgebaut werden. Schon in der Entwickelung eines Embryos finden sich nicht nur Aufbau- sondern bereits Abbauvorgänge. So entsteht die Hand dadurch, dass zunächst eine kugelartige Form gebildet wird, in welcher die Finger dadurch entstehen, dass innerhalb dieser kugeligen Zellansammlung bestimmte Zellen selektiv abgebaut werden und dadurch die Finger der Hand geformt werden. Hier wird sichtbar, dass Rhythmus sich nicht nur auf die Wiederholung von Ähnlichem beschränkt, sondern dass auf Grund einer rhythmischen Tätigkeit Neues, vorher nicht Da-Gewesenes, entstehen kann. Der Rhythmus entsteht zwischen Polaritäten, aber er kann über diese im Sinne einer Steigerung hinausführen.

Rhythmen am Menschen

Rhythmus wird auch an der menschlichen Gestalt sichtbar. Beim Blick auf eine menschliche Gestalt zeigen sich im oberen Bereich, also im Bereich des Kopfes, vor allem runde und sphärische Formen. Die Form des Kopfes ist einer Kugel angenähert. Nach oben ist der Kopf mit der Schädeldecke durch eine Rundung abgeschlossen. Die knöchernen Anteile des Kopfes sind im Vergleich zu den Organen nach aussen verlagert; so umschliesst der knöcherne Schädel das Gehirn. Die meisten Organe und Organsysteme innerhalb des Kopfbereiches sind paarig und symmetrisch angeordnet. Polar dazu weisen Arme und Beine vor allem langstreckige Formen auf. Die knöchernen Anteile sind nach innen verlagert und werden von dem darüber liegenden Geweben (Muskel, Fettgewebe, Haut) umschlossen. Unterhalb des Zwerchfells gibt es einige paarig angelegte Organe wie beispielsweise die Nieren, Eierstöcke, Samenblasen. Die meisten Organe sind jedoch einzeln angelegt und es überwiegt die Asymmetrie.

Zwischen dieser Polarität mit einerseits im oberen Menschen mit Aussenskelett Vorherrschen von Rundung und Kreisbogen sowie paarig angelegten und symmetrischen Organen und andererseits im unterem Menschen mit Innenskelett und Vorherrschung von Strecke und Radius sowie unpaarigen Organen mit asymmetrische Anlage findet sich im mittleren Bereich der menschlichen Gestalt, im Brustkorb, eine Kombination der im oberen und unteren Menschen vorherrschenden Charakeristika. Der knöcherne Anteil, die Wirbelkörper und Rippen, umschliessen den Brustraum, wobei die oberen Rippen mehr dem rundendem Prinzip, somit dem oberen Menschen, und die unteren Rippen mehr dem gestrecktem Prinzip, also dem unteren Menschen, entsprechen. Die Hauptorgane des Brustkorbs, Herz und Lunge, sind paarig und unpaarig angelegt. Sowohl Lunge und Herz weisen eine symmetrische Anlage auf, die aber innerhalb des Organs bereits Asymmetrien aufweisst. So ist die rechte Seite des Herzens kleiner und die Muskulatur weniger stark ausgebildet als im linken Herzen. Die rechte Lunge hat drei Lappen, wo hingegen die linke Lunge nur zwei Lappen aufweist. Blickt man in dieser Art auf die menschliche Gestalt, so wird das Wirken von Polaritäten und Rhythmus «im Raum» unmittelbar sicht- und wahrnehmbar. Auch wenn man die menschliche Gestalt im Hinblick auf ihre Funktionen betrachtet, lassen sich Polaritäten und Rhythmus finden. Im Bereich des Kopfes mit den Sinnesorganen ist Wahrnehmung und Bewusstsein vorherrschend und viele Vorgänge erfolgen mit sehr hohen Geschwindigkeiten. Im Bereich unterhalb des Zwerchfells mit den Stoffwechsel- und Reproduktionsorganen herrscht im gesunden Zustand wenig Bewusstsein und die Vorgänge finden vergleichsweise langsam statt. Im Bereich des Brustkorbs mit den Atmungs- und Zirkulationsorganen herrscht ein «Halbbewusstsein» vor und die Vorgänge können sowohl sehr langsam als auch rasch beschleunigt verlaufen. Wenn man die menschliche Gestalt unter dem Aspekt der Funktionen betrachtet, werden die Polaritäten und der Rhythmus auch «in der Zeit» wahrnehmbar.

Dieser dreigliedrige Mensch, mit oberem, unterem und mittleren Menschen, wird sowohl durch innere als auch äussere Vorgänge beeinflusst. Der Mensch findet sich in der Polarität zwischen Innenleben und Aussenleben. Durch die Vorgänge des Innenlebens und Aussenlebens wird der Mensch in seiner Physis, in seiner Lebendigkeit, seinem Seelischem und Geistigen stetig beeinflusst und muss, um im harmonischen Gleichgewicht bleiben zu können, permanent durch rhythmische Tätigkeit einen Ausgleich schaffen. Neben den erwähnten unmittelbar (im Raum) und mittelbar (in der Zeit) wahrnehmbaren Rhythmen an der menschlichen Gestalt existieren viele weitere Rhythmen im Menschen.

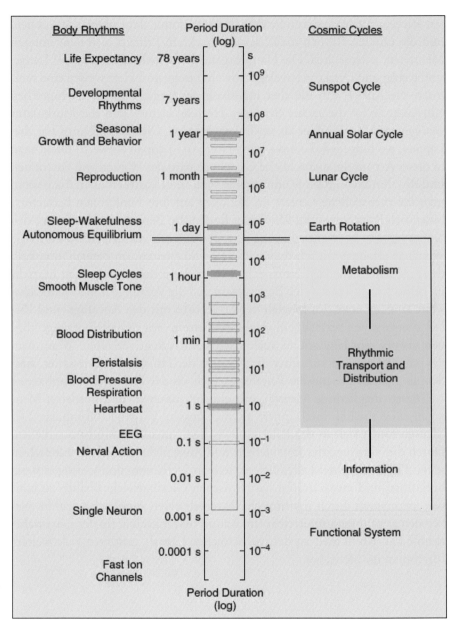

Abbildung gemäss Maximilian Moser (mit freundlicher Genehmigung), modifiziert nach G. Hildebrandt, M. Moser und M. Lehofer: Chronobiologie und Chronomedizin, Heidelberg, Hippokrates, 1998.

Diese Abbildung zeigt das Ausmass der verschiedenen Frequenzen, von 0,1 Sekunden (Nerventätigkeit) bis zu Jahren (Wachstum), die sich im menschlichen Körper finden lassen. Viele Körperzellen unterliegen einem rhythmischen Auf- und Abbau; der Glycogenaufbau und -abbau in der Leber, der Blutdruck, die Körpertemperatur und auch die Schmerzempfindlichkeit unterliegen gesunderweise tageszeitlichen Schwankungen. Ein weiteres rhythmisches Geschehen ist der Menstruationszyklus der Frau. Auch die Entwicklung eines Kindes über das Stadium eines Jugendlichen zum Erwachsenen und selbst die Weiterentwicklung des Erwachsenen unterliegt Rhythmen, wobei einer der herausragendsten Rhythmen der Sieben-Jahresrhythmus ist. Ungefähr alle sieben Jahre durchlebt der Mensch in seiner Entwicklung mehr oder weniger bewusst, Veränderungen, das heisst den Zahnwechsel, die Pubertät, das Erreichen des Erwachsenseins (so galt früher das Alter der Volljährigkeit mit einundzwanzig Jahren) und in den weiteren Jahrsiebten die Weiterentwicklung im seelisch-geistigen Bereich. Ebenso gehören zum Menschen die Rhythmen von Schlafen und Wachen sowie Leben und Tod. Ob der Wachzustand eines Menschen rhythmisch verläuft, hängt von der Gestaltungskraft des Menschen ab, das heisst wie gut ein Mensch seinen Tagesablauf strukturieren kann. Der Schlaf selbst ist ein rhythmisches Geschehen, bei dem sich Traum- und Tiefschlafphasen und damit Phasen die mehr der seelischen oder der körperlichen Erholung dienen, abwechseln. Im Schlaf erfolgt auch eine Harmonisierung des Verhältnisses des Herzschlags- zum Atemrhythmus. Während der Wachphasen finden sich bei den Menschen ganz verschiedene individuelle Verhältnisse zwischen Herzschlag- und Atemrhythmus. Während des Schlafes nähert sich das Verhältnis von Herzschlag und Atemrhythmus dem Verhältnis vier zu eins an, wie zum Beispiel von Professor Gunther Hildebrandt in mehreren Studien nachgewiesen wurde [1]. Nachdem in diesem Abschnitt ausführlich auf Rhythmen, die sich am und im Menschen finden, eingegangen wurde, werden im nächsten Abschnitt Rhythmen beschrieben, die sich in der Umgebung des Menschen finden lassen.

Rhythmen der Erde und des Kosmos

So wie sich in vorgehenden Abschnitt an der menschlichen Gestalt «Rhythmus im Raum» unmittelbar und «Rhythmus in der Zeit» mittelbar sichtbar wurde, lässt sich dies auch beim Blick auf die Erde darstellen. Süd- beziehungsweise Nordpol und die tropischen Regionen um den Äquator stellen eine Polarität dar. Hier Kälte, karge Landschaft, wenig Regeneration und Lebendigkeit, dort feuchte Hitze, üppiges Pflanzenwachstum mit starker Regeneration und ausgeprägtem Stoffwechsel als Ausdruck einer üppigen Lebendigkeit. Zwischen den Polregionen, die zusätzlich nur einen Jahresrhythmus haben und den tropischen Regionen, die nur einen Tagesrhythmus haben, finden sich, rhythmisch ausgleichend, die sogenannten gemässigten Zonen, in denen es Jahreszeiten und den damit verbundenen Wechsel von Kälte mit wenig Wachstum und Wärmeperioden mit stärkerem Wachstum gibt, wobei in diesen Zonen weder die Kälte- noch Wärmeperioden die Extreme wie an den Polen oder in den Tropen erreichen.

Während der Mensch sich die Möglichkeit geschaffen hat, sich teilweise vom Tag- und Nachtrhythmus emanzipieren zu können, ist die ihn umgebende Welt und der Kosmos immer noch ausgeprägt Rhythmen unterworfen. So unterliegen das Wachsen und Vergehen der Pflanzen dem Jahreslauf, das Öffnen und Schliessen der Blüten, die Produktion von Duftstoffen, die Assimilation und Generation dem Tagesrhythmus. Auch bei Tieren wird die Abhängigkeit vom Jahresrhythmus zum Beispiel am Östrus (Brunftzeit), Winterschlaf und Vogelzug deutlich. Wendet man den Blick von der Erde mit ihren strukturellen und funktionellen Rhythmen hin zum Kosmos, so finden sich auch dort zahlreiche Rhythmen. Zu den prominentesten gehören die Rhythmen der Sonne, des Mondes und der Planeten. Einige Rhythmen werden besonders deutlich, wenn man sie auf dem Hintergrund des Fixsternhimmels betrachtet. Durch das rhythmisch sich verändernde Verhältnis der Erde zur Sonne entstehen der Tag- und Nacht- sowie der Jahresrhythmus. Ebenso entsteht unter Berücksichtigung der Erdbewegung im Verhältnis zur Sonne und den Fixsternen das sogenannte Weltenjahr. Auch die Sonne selbst unterliegt Rhythmen, die sich zum Beispiel in der wechselnden Intensität der Sonnenflecken alle zehn bis zwölf Jahre zeigt. Ebenso verlaufen Mond und Sonnenfinsternisse in einer rhythmischen Abfolge.

Ein Weltenjahr umfasst den Zeitraum von 25'920 Jahren und bedeutet, dass sich die Sonne, von der Erde betrachtet zum Zeitpunkt des Frühlingspunktes wieder vor demselben Tierkreisbild wie zu Beginn befindet.

Wenn man die Anzahl Jahre, die ein Weltenjahr umfasst (25'920 Jahre) ins Verhältnis setzt zu den Atemzügen die ein Mensch bei achtzehn Atemzügen pro Minute innerhalb eines Tages macht (18 Atemzüge/Minute; 18 × 60 = 1'080/Stunde; 1'080 × 24 = 25'920 Atemzüge pro Tag) so erhält man 25'920 Atemzüge pro Tag. Bei einem mittleren Lebensalter von zweiundsiebzig Jahren lebt ein Mensch 25'920 Tage. Ob diese Verhältnisse als rein zufällig betrachtet werden oder auf einen Zusammenhang zwischen kosmischen Rhythmen und Rhythmen im Menschen hinzuweisen vermögen, sei dem Lesenden überlassen.

Ein weiterer Rhythmus, der die Biographie eines Menschen begleitet ist der Rhythmus der Mondknoten. Während eines Mondesrhythmus, das heisst während achtundzwanzig Tagen, kreuzt dieser die Sonnenbahn je einmal auf- und absteigend. Diese Kreuzungspunkte bleiben durch die Umlaufszeit des Mondes auf dem Hintergrund des Tierkreises betrachtet nicht immer an derselben Stelle, sondern bewegen sich rückwärts durch den Tierkreis. Nach achtzehn Jahren, sieben Monaten und zehn Tagen finden sich die Kreuzungspunkte wieder an derselben Stelle im Verhältnis zum Tierkreis. Wenn man die Zeit des ersten Mondknoten auf den Zeitpunkt der Geburt eines Menschen setzt, so wiederholt sich die gleiche Mondknotenstellung in der Biographie eines Menschen mit achtzehn, siebenunddreissig, sechsundfünfzig und vierundsiebzig Jahren. Manche Menschen nehmen wahr, dass sich zu diesen Zeitpunkten ein das den individuellen Menschen begleitendes Grundthema seiner Biographie wiederholt, oder dass zu diesen Zeiten für den individuellen Menschen bedeutende Fragestellungen oder Ereignisse auftreten.

Emanzipation von Rhythmen

Wie zuvor schon erwähnt, hat sich der Mensch die Möglichkeit geschaffen, weitgehend vom Tag- Nachtrhythmus unabhängig zu sein. Durch die Entdeckung des künstlichen Lichtes wurde es möglich, die sogenannte nutzbare Zeit zu verlängern. Abgesehen vom individuellen «Zeitgewinn» wurde dies vor allem für die Industrie und Produktion ein Gewinn. Dadurch wurden beispielsweise Nacht- und Schichtarbeit möglich, was dem Menschen einerseits eine grössere Flexibilität ermöglich, andererseits Wach- und Schlafrhythmus beeinträchtigen kann. Auch vom Wochenrhythmus mit Werk- und Ruhetagen emanzipiert sich der Mensch zunehmend. Durch Hormontherapie ist es möglich geworden, den Menstruationszyklus den individuellen Bedürfnissen anzupassen. Ebenso ist man im westlichen Teil der Erde bezüglich der Nahrungsmittel zunehmend weniger von den Jahreszeiten abhängig, indem zu jeder Jahreszeit fast alle Nahrungsmittel zur Verfügung stehen. Auch im Bereich des Alters und der Entwickelung emanzipiert sich der Mensch zunehmend, wie die Aktivitäten im Bereich der Fertilität (Fruchtbarkeit und Zeugung) und Massnahmen gegen das Altern (Anti-Aging) zeigen.

Emanzipation von Rhythmen bedeutet für den Menschen eine grössere Anzahl von Möglichkeiten, grössere Flexibilität und grössere Freiheit in der Gestaltung seiner eigenen Biographie wie auch seines Umfeldes. Dies kann jedoch auch eine grössere Unsicherheit begünstigen. Die Emanzipation von Rhythmen und den damit verbundenen Möglichkeiten erfordert mit zunehmender Emanzipation, eine immer grösserer Eigenleistung des Menschen. Während Rhythmik zur Erhaltung der Gesundheit beiträgt und auch Heilungsvorgänge selbst meist rhythmisch verlaufen, kann sich Rhythmusverlust negativ auf die Gesundheit auswirken. Folgen von Rhythmusverlust können beispielsweise sein: Chronische Verdauungsprobleme, Herzkreislauferkrankungen, Beeinträchtigung der Hormonproduktion, Erschöpfungs- und, Schlafstörungen, Nervosität- und Depressionserkrankungen. Schlafmangel kann unter anderem das Immunsystem beeinträchtigen. Auch bei den Krankheiten gibt es solche, die einen rhythmischen Verlauf zeigen und solche, die arrhythmisch verlaufen. Zu den Erkrankungen mit rhythmischem Verlauf gehörten die sogenannten Kinderkrankheiten und viele Infektionskrankheiten wie zum Beispiel Typhus und Lungenentzündungen. Eigen ist diesen Erkrankungen, dass sie mit zum Teil hohem Fieber einhergehen und dabei nach einer oder mehreren fieberhaften Phasen ausheilen. Beispiele für arrhythmische Erkrankungen sind Herzkreislauferkrankungen, Diabetes mellitus (Blutzuckerkrankheit), Krebs und rheumatische Erkrankungen. Diese Krankheiten zeigen keine Rhythmik, verlaufen in der Regel ohne Fieber und sind fortschreitend.

Prophylaxe und Therapie

Wenn man sich vor Augen hält, dass viele Vorgänge im Menschen rhythmisch verlaufen und der Mensch mit seiner, ebenfalls durch Rhythmen gekennzeichneten, ihn umgebenden Welt in Verbindung steht und starker Rhythmusverlust Erkrankungen begünstigen kann, kann nicht nur der Einbezug des Rhythmus in der Therapie von Erkrankungen, sondern bereits das in Betrachtziehen prophylaktischer Massnahmen als sinnvoll erscheinen. Um selbst zur eigenen Gesundung und Gesunderhaltung beizutragen, kann man versuchen, der Bedeutung des Rhythmus im täglichen Leben Rechnung zu tragen; sei es durch Einhalten eines geregelten Schlaf- und Wachrhythmus, einer rhythmischen Struktur der Tagesaktivitäten oder dem rhythmischen Wechsel von Aktivitäts- und Ruhephasen. Aus dem Bereich der anthroposophischen Medizin stehen sowohl zur Prophylaxe als auch Therapie zahlreiche Substanzen in Form von Medikamenten zur Verfügung wie auch sogenannte Kunsttherapien. Gerade die Kunsttherapien eignen sich für den Bereich der Prophylaxe, in dem sie den Menschen in seiner Rhythmik unterstützen. Es würde den Rahmen dieses Textes übersteigen, auf die einzelnen Kunsttherapien eingehen zu wollen. Trotzdem sollen sie kurz genannt werden: Plastizieren, Malen, Musik, Sprachgestaltung sowie die Bewegungstherapie Heileurythmie.

Schlussbetrachtung

Abschliessend soll auf ein weiteres rhythmisches Geschehen innerhalb des Zeitenlaufes aufmerksam gemacht werden. Vergangenheit und Zukunft sind Polaritäten innerhalb des Zeitverlaufes. Die Möglichkeit einer vermittelnden Tätigkeit im Sinne eines rhythmischen Geschehens besteht, zwischen Vergangenheit und Zukunft, in der Gegenwart. Der Mensch hat grundsätzlich die Möglichkeit, in dem er Vergangenes wahrnimmt und für Zukünftiges die Vorstellung und den Willen entwickelt, in der Gegenwart tätig zu werden. Wenn es gelingt das gegenwärtige Handeln aus einerseits der Wahrnehmung des Vergangenen und andererseits der Wahrnehmung des Zukünftigen aktiv gestalten zu können, im Sinne des rhythmischen Hin- und Her-Schwingens

zwischen Vergangenheit und Zukunft, kann der Mensch zu wahrhaft geistes-
gegenwärtigem Handeln erwachen.[1]

Verwendete Literatur

[1] Hildebrandt G, Moser M, Lehofer M: Chronobiologie und Chronomedizin. Biologische
     Rhythmen, Medizinische Konsequenzen. Stuttgart, Hippokrates Verlag, 1998.

1   Grundlage für diesen Text sind die Geisteswissenschaft Rudolf Steiners und die wissen-
    schaftliche Tätigkeit Goethes.

Chronobiologie und Lichttherapie

Anna Wirz-Justice, Carmen M. Schröder

1. Einführung

Schon seit Jahrhunderten haben Ärzte und Wissenschafter Veränderungen in unseren biologischen Rhythmen mit Gemütsstörungen in Bezug gesetzt. Eines der herausragendsten klinischen Zeichen der affektiven Störungen ist dabei die Periodizität des Rückfalls – so unterliegt die affektive Störung im Fall der Winterdepression einem saisonalen Rhythmus, während sie im Fall des «rapid-cyclings» der manisch-depressiven Erkrankung einen Rhythmus von oft nur achtundvierzig Stunden hat. Tageszeitabhängige Stimmungsschwankungen und frühmorgendliches Erwachen bei Depressionen sind inzwischen als diagnostische Kriterien in psychiatrischen Diagnosesystemen etabliert, ebenso wie die Jahreszeit als entscheidender Parameter der Winterdepression (American Psychiatric Association, 1994). Die Depressionsforschung hat bis heute eine grosse Anzahl an Studien veröffentlicht, die biochemische, neuroendokrine und physiologische Anomalien in zirkadianen Rhythmen beschreiben, aber auch Rhythmusstörungen in Parametern des menschlichen Verhaltens. Zirkadiane Rhythmen sind phasenverschoben, zeigen eine verminderte Amplitude oder eine grössere Variabilität von einem Tag auf den nächsten und stehen dabei im direkten Bezug zum Gemützustand (Wirz-Justice, 2006, Germain and Kupfer, 2008). Zudem zeigen Veränderungen im Schlaf – Elektroenzephalogramm, obwohl sie weder pathognomonisch noch spezifisch sind, typische wiedererkennbare Anzeichen der affektiven Störung (Benca et al., 1992). Ob diese zirkadianen Rhythmusstörungen kausal an der Genese affektiver Störungen beteiligt sind, oder ob sie die Folge von verändertem Verhalten sind, ist bislang noch nicht geklärt.

So sind aber nicht nur tages- und jahreszeitenabhängige Rhythmen in der Depression gestört, das Gegenteil ist ebenso wahr – durch aktive Beeinflussung der Rhythmen und Optimierung der Schlafzeiten können die Symptome der Depression deutlich verbessert werden, sogar bis hin zur Remission.

Zudem wurde vor fünfundzwanzig Jahren die Winterdepression ‹wiederent-deckt› und Parallelen gezogen zwischen dieser saisonalen affektive Störung und der Bedeutung der Tageslänge für die Überwinterung und das Reproduk-tionsverhalten der Tiere (Rosenthal et al., 1984). Es war dann nur noch ein weiterer Schritt bis hin zu der Idee, Licht therapeutisch zu nutzen, indem man einen Sommertag simuliert. Lichttherapie ist somit die erste erfolgrei-che Behandlungsmassnahme in der Psychiatrie, die direkt auf neurobiologi-schen Prinzipien basiert. Überraschenderweise haben inzwischen weitere Forschungsstudien bewiesen, dass Lichttherapie auch in anderen Krankhei-ten von Nutzen sein kann: Lichttherapie zeigt vielversprechende Ergebnisse bei Schlaf-Wach-Zyklusveränderungen im Rahmen der Alzheimer Demenz, Bulimia nervosa, prämenstrueller dysphorischer Störung, Depression wäh-rend der Schwangerschaft, Aufmerksamkeitsdefizit-/Hyperaktivitätsstörung, aber auch und vor allem der nicht-saisonalen Depression (Terman and Ter-man, 2005a, b, Terman, 2007, Even et al., 2008, Wirz-Justice et al., 2009a, Lam and Tam, 2009).

2. Warum Lichttherapie?

Wir sind immer noch auf der Suche nach einer neuen Generation von Anti-depressiva, die die bisherigen Behandlungsdefizite angehen: Oft wirken han-delsübliche Antidepressiva noch nicht schnell genug, ein Teil der Patienten ist behandlungsresistent, und andere behalten residuelle Symptome oder erleiden Rückfalle. Die Nutzung von therapeutischen Adjuvantien nimmt deshalb weiter zu, ob es sich hierbei um eine Kombination mit anderen Pharmaka handelt, wie zum Beispiel Pindolol oder Schilddrüsenhormonen, oder um eine Kombination mit psychologischen Therapien wie beispielsweise kogni-tiv-verhaltenstherapeutische Ansätze. Es scheint daher angemessen, die Nut-zung von nicht-pharmakologischer Lichttherapie nicht nur als wirksame adjuvante Massnahme, sondern als Antidepressivum an sich zu erwägen (Wirz-Justice et al., 2005, 2009a).

3. Neurobiologische Basis: das zirkadiane System

Unsere innere Uhr befindet sich in den suprachiasmatischen Nuklei (SCN), als der Hauptschrittmacher, der zirkadiane Rhythmen in Gehirn und Körper kontrolliert (Klein et al., 1991). Lichtinformationen von der Retina erreichen die SCN über eine direkte Verbindung, den retinohypothalamischen Trakt, sowie über eine indirekte Verbindung aus dem intergenikulären Blatt, und wirken als Zeitgeber. Zudem erhalten die SCN serotonerges Input von den Raphé Kernen, die die Antwort der SCN auf Lichtsignale modulieren können und an den phasenverlagernden Effekten von nichtphotischen Stimuli beteiligt sein sollen (Klein et al., 1991). In der Retina nehmen die klassischen Zapfen- und Stäbchen-Photorezeptoren zwar an der Lumineszenzwahrnehmung teil, aber der wichtigste Überträger der nichtvisuellen Lichtinformation an die SCN scheint das Photopigment Melanopsin in den retinalen Ganglienzellen zu sein (Berson et al., 2002). Die Synthese des Neurohormons Melatonin, das in der Nacht von den Pinealozyten in der Zirbeldrüse produziert wird, wird von den SCN gesteuert, und Melatonin gibt seinerseits eine Rückmeldung an die SCN über die dortigen Melatoninrezeptoren. Auf diesem Wege kann auch die medizinische Gabe von Melatonin als Zeitgeber wirken.

Obwohl die SCN die sogenannte «Meister-Uhr» sind, kann man zirkadiane Oszillatoren in allen Organen finden, und sogar in jeder Zelle (Balsalobre, 2002). Zudem hat jedes Organ seinen eigenen ihm angemessenen Zeitgeber. So zum Beispiel ist Licht der Hauptzeitgeber für die SCN, aber es hat keinen Einfluss auf die Uhren der Leber; der Zeitgeber für die Leber ist Nahrung – welche wiederum nicht die SCN synchronisieren kann (Stokkan et al., 2001). Diese komplexe zeitliche Organisation hilft uns zu verstehen, wie leicht eine innere Desynchronisierung zwischen den verschiedenen Uhren des Körpers und des Gehirns auftreten kann, aber auch eine externe Desynchronisierung zwischen dem Timing von Körperrhythmen auf der einen und dem Tag-Nacht-Zyklus auf der anderen Seite (beispielsweise bei Schichtarbeit oder transmeridianen Reisen). Diese Entgleisung in der zeitlichen Abstimmung von Rhythmen hat weitreichende Auswirkungen auf unsere Stimmung, unseren Schlaf und unsere Gesundheit allgemein.

Genetische Vulnerabilitätsfaktoren und Stress beeinflussen zirkadiane Rhythmen und Schlafzeiten, und führen zu den charakteristischen Symptomen affektiver Störungen. Zirkadiane Steuerung und Neurotransmitterfunktion beeinflussen sich gegenseitig; so zum Beispiel befinden sich die höchsten Serotonin Konzentrationen des zentralen Nervensystems (ZNS) in den SCN (Klein et al., 1991). Der ZNS Serotonin-Umsatz zeigt eine starke zirkadiane und jahreszeitenabhängige Rhythmizität und kann durch Lichtexposition schnell stimuliert werden (Lambert et al., 2002). Die bedeutende Rolle von Licht als Phasenanpasser der zirkadianen Rhythmen kann deshalb mit der bekannten Bedeutung von Serotonin in affektiven Störungen in Bezug gesetzt werden. Umgekehrterweise können selektive Serotonin-Wiederaufnahmehemmer durch direkte Beeinflussung des serotonergen Systems die innere Uhr einstellen (Sprouse et al., 2006).

4. Schlaftiming und Stimmung

Die individuelle Vorliebe für das Timing des Schlaf-Wach-Zyklus (der sogenannte Chronotyp – der von den frühaufstehenden ‹Lerchen› bis hin zu den spätaufstehenden ‹Nachteulen› reicht) (Roenneberg et al., 2003) ist zum Teil von den sogenannten ‹Clock›- oder Uhren-Genen bestimmt. Diese Vorliebe ist dabei unabhängig von der individuellen Schlafdauer (Lang- bzw. Kurzschläfer) (Roenneberg et al., 2003), die wahrscheinlich ebenfalls durch gewisse Schlafgene programmiert ist (Franken and Tafti, 2003). Da das Timing oder die Lage des Schlafes für die Stimmung wichtig zu sein scheint, sind diese genetischen Faktoren für eine chronobiologische Veranlagung zur Depression relevant, in dem Sinne, dass falsche oder unzureichende Aufeinanderabstimmung der internen Phase mit der äusseren Welt die Empfindlichkeit für depressive Stimmungsschwankungen erhöht. Eine zunehmende Anzahl an Studien haben die Vorherrschaft von späten Chronotypen bei der bipolaren affektiven Störung oder der Major Depression, der Depression im klinischen Sinne, beschrieben.

5. Die Bedeutung von stabiler Synchronisierung

Was genau ist nun die entscheidende Verbindung zwischen zirkadianen Rhythmen und der depressiven Verstimmung (Wirz-Justice et al., 2009b)? Stabile innere und äussere Phasenbeziehungen (das Timing zwischen zentralen Körperrhythmen wie zum Beispiel von Melatoninausschüttung und Körperkerntemperatur, oder das Timing von Schlaf in Bezug zum Tag-Nacht-Zyklus) scheinen für einen stabilen, euthymen Stimmungszustand entscheidend zu sein. Jede Art von Dyssynchronisierung verstärkt die Neigung zu Stimmungsschwankungen, insbesondere in vulnerablen Individuen. Der genaue neurobiologische Mechanismus, über den veränderte zirkadiane Phasenbeziehungen zu veränderten Stimmungszuständen führen, ist jedoch bisher noch unbekannt.

Chronobiologische Konzepte heben die bedeutende Rolle von Zeitgebern zur Phasenstabilisierung hervor. Licht und Melatonin sind die stärksten Zeitgeber, aber auch Dunkel- und Ruhephasen, Regelmässigkeit von sozialen Zeitplänen sowie Mahlzeiten spielen eine Rolle. All diese Zeitgeber können zur Resynchronisierung von gestörten Phasenbeziehungen zwischen der inneren Uhr und der Schlafperiode genutzt werden und damit eine Stimmungsverbesserung bewirken (Wirz-Justice et al., 2009b).

6. Zeitgeber als Behandlung: Lichttherapie

Lichttherapie wurde ursprünglich als Zeitgeber-Behandlung für winterdepressive Patienten entwickelt. Bei diesen Patienten treten Depressionen auf, sobald die Tage kürzer werden (mit verzögertem Sonnenaufgang), und sie remittierten spontan während der längeren Tage im Frühjahr und Sommer (Partonen and Pandi-Perumal, 2009). Helles Licht (im Englischen ‹bright light›) hat drei Hauptauswirkungen auf das zirkadiane System: es erhöht dessen Amplitude und verlagert die Phase (je nach Zeitpunkt der Anwendung), und verändert hierbei aktiv die Phasenbeziehung zwischen innerer Uhr und Schlaf (Wirz-Justice, 2006). Jeder dieser Effekte kann serotonerge Funktionen verändern (Lambert et al., 2002), und mag an sich für eine Stimmungsverbesserung ausreichend sein.

Lichttherapie kann somit als die bis heute erfolgreichste klinische Anwendung von chronobiologischen Konzepten betrachtet werden. Lichttherapie hat hierbei einen Konsens als Behandlung der Wahl der Winterdepression erreicht (Partonen and Pandi-Perumal, 2009). Nicht nur haben Studien inzwischen gezeigt, dass diese Methode auch als Monotherapie bei nicht-saisonaler Depression effizient ist; darüberhinaus haben zwei Forschergruppen in Placebo-kontrollierten Doppel-Blind-Versuchen demonstriert, dass Lichttherapie in Kombination mit selektiven Serotonin-Wiederaufnahmehemmern zu einer schnelleren Verbesserung (innerhalb einer Woche) mit signifikant weniger Residualsymptomen führt (Benedetti et al., 2003, Martiny, 2004). Klinische Studien zeigen dabei, dass der Vorteil von kombinierten Strategien sich nicht auf diese Kategorie von Antidepressiva beschränkt.

7. Dunkeltherapie

Einzelne Fallstudien von bipolar affektiven Patienten mit sogennantem ‹rapid cycling› haben gezeigt, dass verlängerte Dunkelphasen (beziehungsweise Ruhe- oder Schlafphasen) diese wiederkehrende Verlaufsform mit schnellem Episodenwechsel sofort unterbrechen, ein erstaunliches Resultat in diesen oft therapieresistenten Patienten (Wehr et al., 1998, Wirz-Justice et al., 1999). Diese Ergebnisse sind umso mehr relevant, wenn man in Betracht zieht, dass verlängerte Dunkelphasen (Ruhe- oder Schlafphasen) in bipolar akffektiven Patienten manische Symptome genauso schnell reduzieren können wie handelsübliche konventionelle Antipsychotika (Barbini et al., 2005). Verlängerte Dunkelphasen sind allerdings oft schwierig therapeutisch umzusetzen. Ein ähnliches Resultat kann leichter erzielt werden durch den Gebrauch von Brillen, die speziell den zirkadian-empfindlichen blauen Wellenlängenbereich herausfiltern. Eine Pilotstudie mit diesen bernsteinfarbenen Brillengläsern zeigte eine Verbesserung bei etwa der Hälfte der untersuchten bipolar Patienten mit Einschlafstörungen (Phelps, 2008).

8. Melatonin und Melatoninagonisten

Das Epiphysenhormon Melatonin fungiert als ein Signal der Dunkelheit (Nacht) und der Jahreszeit (Dauer der Dunkelperiode) und ist ein bedeutender komplementärer Zeitgeber neben dem Lichtsignal. Melatonin selbst hat keine antidepressive Wirksamkeit, aber seine Fähigkeit, den Moment des Einschlafens zu resynchronisieren und zu stabilisieren beeinflusst das subjektive Wohlgefühl (Fragen zum Schlaf sind deshalb bedeutende Komponenten der Depressionsskalen). Das Gleiche gilt wahrscheinlich auch für handelsübliche Melatoninagonisten (Tasimelteon, Ramelteon) zur Behandlung der Schlaflosigkeit. Im Gegensatz dazu wurde Agomelatin spezifisch für die Behandlung der Depression entwickelt. Agomelatin ist das erste Antidepressivum, bei dem zirkadiane Eigenschaften Teil seines Aktionsprofils sind. Es ist nicht nur ein Melatoninagonist, der die Stabilität des Schlaf-Wach-Rhythmus› verbessert, sondern hat $5HT_{2C}$-antagonistische Eigenschaften, die für seine antidepressive Wirksamkeit ausschlaggebend sind (Kasper et al., 2010).

9. Lichttherapie: Behandlungsrichtlinien

Als weitere Lesempfehlungen können wir eine Abhandlung über die Methodologie von Lichttherapie angeben (Terman and Terman, 2005b) sowie ein neues Handbuch (Lam and Tam, 2009). Unsere detaillierten Behandlungsanleitungen widmen sich nicht nur der Lichttherapie, sondern auch der Wachtherapie, der Schlafphasenvorverlagerung und anderen chronotherapeutischen Modalitäten (Wirz-Justice et al., 2009a). Im Folgenden fassen wir die wichtigsten dieser Richtlinien zusammen.

9.1 Timing der Lichttherapie-Sitzungen

In winterdepressiven Patienten ist das Timing des Morgen-Lichts wichtig – je grösser die Phasenvorverschiebung, um so besser die antidepressive Wirksamkeit (Terman et al., 2001). In der nicht-jahreszeitenabhängigen Depression scheint das richtige Timing aber ebenfalls von Bedeutung zu sein (F. Benedetti, personal communication). Das optimale Timing der Lichttherapie hängt

dabei von der inneren Uhrzeit und nicht von der äusseren Zeit ab. Eine un-
gefähre Einschätzung dieser inneren Uhrzeit, ohne direkte Messung des
Melatonin-Zyklus›, kann man durch Bestimmung des sogenannten inneren
‹Chronotyps› erhalten, mit Hilfe des Horne-Ostberg Fragebogens (Morning-
ness-Eveningness Questionnaire, MEQ). Der MEQ kann von der Webseite
des gemeinnützigen Centers for Environmental Therapeutics (CET) herunter-
geladen werden, (<www.cet.org>, zuletzt aufgerufen am 18.8.2010) (nicht
nur in englisch, sondern auch bisher in chinesisch, deutsch, dänisch, franzö-
sich, italienisch, japanisch, niederländisch, polnisch, portugiesisch, rumänisch,
russisch, spanisch und ungarisch), mit detaillierten Informationen zur Berechnung des MEQ Ergebnisses. Basierend auf dem Testresultat und somit
dem Chronotyp ist ein Algorithmus für das Timing der Lichttherapie entwickelt worden, welcher ebenfalls auf der Website zur Verfügung steht.

9.2 Bewertung der antidepressiven Response und Monitoring

Eine erweiterte Version der Hamilton Depressions-Skala (SIGH-ADS, ebenfalls verfügbar in den obengenannten Sprachen über <www.cet.org>), bietet
ein strukturiertes Interview an, das sowohl melancholische als auch atypische
Symptome abdeckt (Williams and Terman, 2003).

Lichttherapie wird typischerweise selbst zu Hause angewandt, was die
Compliance vermindern kann (denn offensichtlich kostet es mehr Zeit, vor
einer Lampe zu sitzen als eine Tablette zu nehmen). Da das Timing wichtig
ist, um den therapeutischen Effekt zu maximieren, kann die Compliance bei
ambulanten Patienten problematisch sein. Bei Patienten mit einer Hyper-
somnie kann die Lichttherapie deshalb zunächst der üblichen Aufwachzeit
angepasst und erst im Folgenden bis hin zum Zielintervall zunehmend vor-
verlagert werden. Unsere klinische Erfahrung zeigt, dass die meisten dieser
Patienten eine frühere Aufwachzeit ohne Gabe von Licht nicht aufrecht-
erhalten könnten.

9.3 Lampen

Die zweite Generation der Lichttherapie-Lampen hat entscheidende Ver-
besserungen im Vergleich zu früheren Modellen erzielt: Die neueren Modelle
sind kleiner, tragbar, mit erhöhter und nach unten gekippter Platzierung der

strahlenden Fläche, haben einen Diffusorschirm mit nahezu kompletter UV-Ausfilterung, sowie high-output weisse fluoreszierende Lampen mit Ballast, der Flimmern beseitigt, und erreichen eine maximale Leuchtstärke von ungefähr 10,000 lux bei einer Distanz von 30–33 cm. Mit einem dabei auf die Tischplatte nach unten gerichteten Blick erzielt diese Konfiguration eine nicht-blendende Beleuchtung, die für gleichzeitiges Lesen geeignet ist und somit generell gut toleriert wird. Es gibt bisher keine klare Spezifizierung oder Regulierung von kritischen Design-Aspekten dieser Lampen, aber Miniatur-Lichtgeräte oder blau-angereicherte Lampen sind nicht zu empfehlen. Empfohlene Kriterien zur Wahl einer Lichttherapielampe können unter <www.cet.org> abgerufen werden.

9.4 Sicherheit für die Augen

Es gibt bisher keine Hinweise auf offensichtliche akute lichtinduzierte Erkrankungen oder Langzeitfolgen nach jahrelanger Anwendung von Lichttherapie (Gallin et al., 1995). Eine einfache Augenuntersuchung wird allen neuen Patienten empfohlen. Es gibt keine definitiven Kontraindikationen für die Lichttherapie mit Ausnahme der Retinopathien, sowie Berücksichtigung der vermeintlichen Wechselwirkungen mit photosensibilisierenden Medikamenten im ultravioletten oder sichtbaren Bereich des Lichtspektrums.

Zum jetzigen Zeitpunkt empfehlen wir weisses ‹broad-spectrum› Licht, allerdings mit Ausfilterung von Wellenlängen unter 450 nm, um den sogenannten ‹blue light hazard›, das umstrittene potenziell augenschädliche Licht im blauen Wellenlängenbereich, zu vermeiden. Selbst wenn das zirkadiane Photorezeptorsystem in diesem Kurzwellenbereich am sensibelsten ist, gibt es bisher keine ausreichenden Langzeitstudien zur Sicherheit und Effizienz dieser Blaulichtlampen, die eine offizielle Empfehlung zum jetzigen Zeitpunkt zuliessen.

9.5 Nebenwirkungen

Unerwünschte Wirkungen sind selten. Wenn Schlafstörungen auftreten, sind diese meist durch das Timing bedingt und können durch Modizifizierung des Zeitpunktes der Lichttherapie schnell behoben werden (Licht am späten Abend kann zu anfänglichen Einschlafstörungen führen, und frühmorgendliche Lichttherapie zu frühzeitigem Erwachen). Seltene Nebenwirkungen sind Hypomanie, leichte visuelle Beschwerden, Reizbarkeit, Kopfschmerzen oder Übelkeit, die nach einigen Behandlungstagen oder unter reduzierter Dosierung nachlassen.

9.6 Lichttherapie für wen?

Neuere wissenschaftliche Reviews enthalten weitere Einzelheiten zu fortlaufenden und sich neu entwickelnden Anwendungen der Lichttherapie (Terman and Terman, 2005b, Even et al., 2008, Lam and Tam, 2009, Partonen and Pandi-Perumal, 2009).

Saisonal-affektive Störung

Licht ist die Therapie der Wahl zur Behandlung der Winterdepression. In den letzten fünfundzwanzig Jahren haben eine grosse Anzahl an kontrollierten Studien einen überwältigenden Konsens für die schnelle Wirksamkeit der Lichttherapie zur Behandlung der saisonal-affektiven Störung hervorgebracht (Partonen and Pandi-Perumal, 2009). Ein Ausschuss der American Psychiatric Association (APA) hat hierzu Empfehlungen herausgegeben, und ein Cochrane Review ist ebenfalls erschienen (Golden et al., 2005, Tuunainen et al., 2004).

Subsyndromale saisonal-affektive Störung

Die Pathophysiologe der subsyndromalen saisonal-affektiven Störung (des sogenannten ‹Winter Blues›) ist der der saisonal-affektiven Störung ähnlich, aber die Patienten erfüllen nicht alle Kriterien der Depression im klinischen Sinne (Kasper et al., 1989b). Das Vorliegen und die Schwere von atypischen neurovegetativen Symptomen, so beispielsweise das sogenannte ‹Food Craving› (das unbezwingbare Verlangen nach bestimmten Nahrungsmitteln), ein deutlich erschwertes Erwachen am Morgen, und eine merkbare Ermüdbarkeit können ähnlich vorhanden sein wie bei der saisonal-affektiven Störung. Eine subsyndromale saisonal-affektive Störung hat eine deutlich höhere Prävalenz als die Winterdepession an sich (Terman, 1988, Kasper et al., 1989b). In der Schweiz liegt die Prävalenz der saisonal-affektiven Störung bei 2%, die der subsyndromalen saisonal-affektiven Störung bei 8% (Wirz-Justice et al., 2003).

Klinische Studien haben deutliche Verbesserung unter Lichttherapie erwiesen (Kasper et al., 1989a). Der optimierte Zeitpunkt der Lichttherapie und die Dosierung scheinen hierbei ähnlich zu sein wie bei der oben beschriebenen Winterdepression. Es ist wichtig zu wissen, dass der geringere Schweregrad der depressiven Verstimmung *nicht* impliziert, dass eine niedrigere Dosierung von Licht zur Behebung der Symptome ausreichen sein wird.

Bulimia nervosa

Eine Anzahl von Studien hat gezeigt, dass Lichttherapie am Morgen nicht nur die Stimmung von Bulimie-Patienten verbessert, sondern auch hilft, die bulimischen Symptome besser zu kontrollieren, und dies unabhängig von einer eventuell gleichzeitig bestehenden Winterdepression (Lam and Tam, 2009).

Prämenstruelle dysphorische Störung, Depression während der Schwangerschaft

Wissenschaftliche Reviews von präliminären Studien weisen darauf hin, dass Lichttherapie eine therapeutische Alternative bei der Behandlung der prämenstruellen dysphorischen Störung (Krasnik et al., 2005) und der klinischen Depression während der Schwangerschaft (Terman, 2007, Lam and Tam, 2009) darstellt. Eine kürzlich erschienene placebokontrollierte randomisierte Doppelblindstudie bestätigt die Wirksamkeit der Lichttherapie zur Behandlung der Antepartum-Depression (Bader et al., 2009). Diese sichere somatische Behandlungsalternative zu antidepressiven Medikamenten bietet sich somit an, unabhängig davon, ob die Patientin ein Vorgeschichte von Saisonalität hat oder nicht.

Nicht-saisonale Depression

Neben ihrer etablierten Wirksamkeit zur Behandlung der saisonal-affektiven Störung scheint Lichttherapie auch für die nicht-saisonale Depression zugleich sicher und wirksam zu sein (Wirz-Justice and Staedt, 2008). Systematische wissenschaftliche Reviews bestätigen die Effektivität der Lichttherapie (Even et al., 2008, Golden et al., 2005, Tuunainen et al., 2004). Kripke hat hierbei mehrere kontrollierte Studien auf den relativen Vorteil von Licht im Vergleich zu verschiedenen Placebokontrollen untersucht (Kripke, 1998): Innerhalb von nur einer Woche lagen die Resultate im Rahmen der klassischen antidepressiven Medikationsstudien von vier bis sechszehn Wochen. Nur wenige der frühen Lichtstudien zur Behandlung der nicht-saisonalen Depression waren von ausreichender Dauer, um mit anderen Behandlungen verglichen werden zu können. Lichttherapie bei Patienten mit chronischer klinischer Depression hat hierbei eine erstaunliche Remissionsrate von 50% im Vergleich zu einem Placebo erzielt (Goel et al., 2005).

Altersdepression und Demenz

Die wenigen Lichttherapiestudien zur Behandlung der Altersdepression haben nur einen teilweisen Erfolg erwiesen. Lichttherapie ist ebenfalls benutzt worden, um störende und kognitive Symptome der senilen Demenz zu mildern, obwohl eine zusammenfassende Studienübersicht die Fakten nicht überzeugend fand (Forbes et al., 2009). Weitere Forschung auf diesem Gebiet ist notwendig, insbesondere Langzeitstudien. Die erste bedeutende placebokontrollierte Doppelblindstudie (Riemersma-van der Lek et al., 2008), die Demenzpatienten über dreieinhalb Jahre mit Lichttherapie und/oder Melatonin studiert hat, zeigt eine Effektstärke, die der von konventionnellen Anticholinesterasehemmern entspricht beziehungsweise diese sogar übertrifft.

10. Chronotherapeutische Kombinationen

10.1 Augmentation der antidepressiven Medikation mit Lichttherapie

Mehrere Forscher haben Licht mit Medikamenten zur Behandlung der nicht-saisonalen Depression kombiniert. Remissionsraten und Schnelligkeit der Stimmungsverbesserung waren besser unter aktivem Licht als Adjuvanz im Vergleich zu Placebo-Licht (Benedetti et al., 2003, Martiny, 2004). Entzug des Lichts resultierte in einem Rückfall (vergleichbar mit Ergebnissen beim Entzug von Antidepressiva) (Martiny et al., 2006). Selbst chronisch depressive Patienten, deren Erkrankung über mindestens zwei Jahre angehalten hatte, reagierten auf adjuvante Lichttherapie, ein Ergebnis von signifikanter klinischer Bedeutung (Goel et al., 2005). Eine grosse Studie an Patienten mit saisonal-affektiver Störung (N = 282) fand, dass der durch Lichtentzug ausgelöste Rückfall durch Citalopram-Gabe hätte verhindert werden können (Martiny et al., 2004).

10.2 Lichttherapie in Kombination mit Schlafentzug (‹Wachtherapie›) und antidepressiver Medikation

Eine Kombination von Lichttherapie, Medikamenten und einer einzigen Sitzung von nächtlichem Schlafentzug (Wachtherapie) in Patienten mit nicht-saisonaler Depression erzielte eine deutliche Stimmungsverbesserung nach nur einem Tag und erzeugte einen therapeutischen Nutzen im Vergleich zu einem Placebo-Licht innerhalb einer Woche (Neumeister et al., 1996). In Italien wurde dieses Modell als generelle Behandlung von stationären Patienten ausgeweitet, in der Folge von Therapiestudien bei nicht-saisonaler affektiver Störung (in Kombination mit mit Citalopram) (Benedetti et al., 2003) und bipolarer Störung (in Kombination mit Lithium) (Colombo et al., 2000), die die bedeutenden Vorteile von Morgen-Lichttherapie belegt hatten. Eine kontrollierte Studie zeigte eine Remissionsrate von 43% in einer Gruppe von Patienten, für die klassische Antidepressiva- und Psychotherapie unbefriedigend gewesen waren (Loving et al., 2002). Der kürzliche erfolgreiche Abschluss von grossen Studien in Europa bekräftigt die Anwendung von adjuvantem Licht und der Wachtherapie zur Behandlung der nicht-saisonalen Depression, mit der Perspektive eines kürzeren Krankenhausaufenthalts (reviewed in Wirz-Justice et al., 2005). Kombinierte Wach- und Lichttherapie haben die akute therapeutische Reaktion von Patienten mit bipolarer affektiver Störung von Typ I verbessert, die gleichzeitig mit Antidepressiva und Lithium behandelt wurden: 44% der behandlungsresistenten Patienten erreichten hierbei eine Verbesserung, sowie 70% der Patienten ohne vorhergehende pharmakologische Behandlungsresistenz (Benedetti et al., 2005). Wichtigerwiese zeigte eine Nachuntersuchung nach neun Monaten, dass 57% dieser nicht-resistenten verbesserten Patienten (aber nur 17% der behandlungsresistenten Patienten) euthym blieben. Dies ist die erste Studie zu Langzeit-Remissionsraten, die durch Chronotherapien beeinflusst werden.

Bei therapieresistenten Patienten wurden ihre üblichen Antidepressiva mit einem eine Woche lang dauernden Wachtherapie-, Phasenvorverlagerungs- und Lichttherapieprotokoll kombiniert; dieser Ansatz resultierte in einer akuten und langandauernden Verbesserung im Vergleich zu einer Patientengruppe ohne diese Chronotherapien (Wu et al., 2009). Eine offene Studie zur Behandlung von therapienaiver klinischer Depression benutzte eine viertägige stationäre Behandlung zur intensiven Chronotherapie (Wachtherapie, Phasenvorverlagerung, Sonnenaufgangssimulation (‹dawn simulation›) und

Licht) (Moscovici and Kotler, 2009). Eine Langzeitstudie verglich Duloxetine und ein tägliches individuelles Trainingsprogramm mit Duloxetine in Kombination mit Wachtherapie, Lichttherapie und Anleitung zur Schlafhygiene. Während der ersten neun Wochen der Studie induzierten die chronotherapeutischen Interventionen eine schnelle und stabile Verbesserung, die der in der Trainingsgruppe überlegen war (Martiny et al., 2009).

11. Neuere Forschungen im Bereich von nichtpharmakologischen Behandlungen

11.1 Sonnenaufgang-Simulation (‹Dawn simulation›)

Ein Nachteil der oben beschriebenen Lichttherapie ist der tägliche Zeitaufwand. Im Gegensatz dazu wird die Sonnenaufgang-Simulation (‹dawn simulation›) während der letzten Schlafphase des Patienten begonnen, mit einem relativ schwachen Signal, das graduell über ungefähr neunzig Minuten an Intensität zunimmt, von ca. 0.001 lux (der Lichtintensität des Sternenhimmels entsprechend) bis hin zu ungefähr 300 lux (Sonnenaufgang). So wie auch bei der ‹bright light› Lichttherapie wird eine antidepressive Reaktion und eine Normalisierung des hypersomnischen und abnormalen Schlafmusters erzielt (Terman, 2007).

Eine grosse kontrollierte Studie verglich drei Wochen ‹Bright Light› Therapie (10,000 lux während dreissig Minuten zur üblichen Aufwachzeit) mit Sonnenaufgang-Simulation (maximal 250 lux beginnend neunzig Minuten vor der üblichen Aufwachzeit), oder mit einem kurzen Lichtpuls (250 lux, beginnend dreizehn Minuten vor der üblichen Aufwachzeit, für ein Dosisäquivalent in lux.min mit dem Sonnenaufgang) (Terman and Terman, 2006). Alle drei Lichtbedingungen waren gleichwertig und besser als die Placebobedingung. Diese Wirksamkeit der Sonnenaufgang-Simulation mag von einer diffusen, breitflächigen Beleuchtung abhängen, die den Schläfer in den unterschiedlichen Körperlagen während des Schlafs erreicht. Eine solche Wirksamkeit ist bisher nicht für kommerziell angebotene Wecker-Lampen bewiesen, die kleine und nur eng ausgerichtete Leuchtfelder haben.

11.2 Negative Luft-Ionisierung

Negative Luft-Ionisierung ist eine neue therapeutische Modalität, deren biologische Rezeptoren und neuronale Systeme noch unbekannt sind. Die Luftzirkulation draussen variiert sehr stark in ihrem negativen Ioneninhalt (höher in feuchter Umwelt und an der Seeküste; niedriger in städtischem Umfeld und geheizten oder klimatisierten Räumen). Eine kontrollierte Studie zur Behandlung von saisonal affektiver Störung (Terman et al., 1998) fand signifikant verbesserte Depressionswerte nach zwei Wochen mit dreissig minütigen morgendlichen hohen Ionen-Behandlungen, dies im Vergleich zu niedrigen Ionen-Behandlungen (inaktive Placebokontrolle). In der oben beschriebenen Sonnenaufgangsstudie erhielten zwei weitere Gruppen negative Luft-Ionisierung in hoher oder niedriger Dichte über neunzig Minuten vor ihrer üblichen Aufwachzeit, wobei die Zeitabfolge mit der Sonnenaufgangsbedingung gepaart war (Terman and Terman, 2006). Nach dreiwöchiger Behandlung war die Wirksamkeit der Ionen mit hoher Dichte vergleichbar mit der der ‹Bright Light› Therapie oder der Sonnenaufgang-Simulation.

12. Schlussfolgerung: Licht als eine Erstlinientherapie

Lichttherapie ist sicher und hat ein minimales Nebenwirkungsprofil. Sie zeigt keine negativen Wechselwirkungen mit von den Patienten eingenommen Medikamenten (mit Ausnahme von Photosensibilität im sichtbaren Bereich, zum Beispiel mit Neuroleptika der ersten Generation). Ein bedeutender ökonomischer Aspekt ist, dass Lichttherapie eventuell auch Krankenhausaufenthalte verkürzen kann. Retrospektive Analysen haben eine um drei Tage verkürzte Aufenthaltsdauer bei Patienten ergeben, die natürlichem Licht in sonnigen Krankenhausräumen ausgesetzt waren, im Vergleich zu denjenigen, die in dunkleren Zimmern lagen (Beauchemin and Hays, 1996, Benedetti et al., 2001b). Eine prospektive Studie beobachtete ebenfalls einen um drei Tage kürzeren Krankenhausaufenthalt nach erhöhter Lichtintensität in einer psychiatrischen Abteilung in Folge eines Umbaus, im Vergleich zum Jahr davor (Staedt et al., 2009).

Die grosse Menge an Daten zur Lichttherapie bei saisonal-affektiver Störung und nicht-saisonaler Depression bestätigt deren breitere Anwendung in

der klinischen Praxis, ob als Monotherapie oder nicht. Kliniker sollten adjuvante Lichttherapie erwägen, falls die antidepressive Besserung verspätet oder
unvollständig eintritt. Neuere Resultate empfehlen Lichttherapie als Erst-
linientherapie zusammen mit dem gewählten Antidepressivum, und wenn
möglich, eine bis zu drei Nächte dauernde Wachtherapie, um einen schnellen
klinischen Erfolg herbeizuführen. Wir haben neuerdings eine Website eröff-
net, auf der Kliniker dieses spannende Feld diskutieren können (<www.chrono
therapeutics.org>).

Die nachfolgende Tabelle fasst die verfügbaren nicht-pharmakologischen
Therapien der Depressionen zusammen, die für die tägliche Praxis geeignet
sind und die aus der zirkadianen und der Schlafforschung entwickelt wurden.

Chronotherapeutische Massnahmen zur Behandlung einer Major Depression

– Lichttherapie (für die saisonal-affektive Störung und die nicht-saisonale Depression)
– Lichttherapie als Adjuvanz zu SSRIs (nicht-saisonale Depression, chronische Depres-
  sion, therapieresistente Depression)
– Lichttherapie als Adjuvanz zu Lithium (Bipolare affektive Störung)
– Vollständiger oder teilweiser (in der zweiten Nachthälfte) Schlafentzug (Wachtherapie)
– Phasenvorverlagerung des Schaf-Wach-Zyklus
– Kombination von Lichttherapie, Wachtherapie, und/oder Schlafphasenvorverlagerung
  mit Medikamenten (zum Beispiel Antidepressiva, Lithium, Pindolol)
– Dunkeltherapie (um rapid-cycling zwischen Manie und Depression zu unterbinden,
  antimanisch)
– Bernsteinfarbene Sonnenbrillen (Blaulichtfilter) (antimanisch)
– Melatonin (für Schafstörungen bei Depressionen, verstärkt die zirkadiane Phasenvor-
  verlagerung mit Licht)
– Agomelatin (für Schafstörungen bei Depressionen, antidepressiv)

Verwendete Literatur

American Psychiatric Association: Diagnostic and Statistical Manual of Mental Disorders
    (DSM-IV). Washington, D.C., 1994.
Bader A, Riecher-Rössler A, Frisch U, Wolf K, Stieglitz R D, Alder J, Bitzer J, Hösli I, Terman M,
    Wisner K, Wirz-Justice A: A double-blind placebo-controlled randomised trial of light
    therapy for antepartum depression. Society for Light Treatment and Biological Rhythms
    (SLTBR), 21th Annual Meeting, June 24–27, 2009, Berlin.
Balsalobre A: Clock genes in mammalian peripheral tissues. Cell Tissue Res 2002; 309: 193–
    199.

Barbini B, Benedetti F, Colombo C, Dotoli D, Bernasconi A, Cigala Fulgosi M, Florita M, Smeraldi E: Dark therapy for mania: a pilot study. Bipolar Disord 2005; 7: 98–101.

Beauchemin KM, Hays P: Sunny hospital rooms expedite recovery from severe and refractory depressions. J Affect Disord 1996; 40: 49–51.

Benca RM, Obermeyer WH, Thisted RA, Gillin JC: Sleep and psychiatric disorders. A meta-analysis. Arch Gen Psychiatry 1992; 49: 651–688.

Benedetti F, Barbini B, Fulgosi Mc, Colombo C, Dallaspezia S, Pontiggia A, Smeraldi E: Combined total sleep deprivation and light therapy in the treatment of drug-resistant bipolar depression: acute response and long-term remission rates. J Clin Psychiatry 2005; 66: 1535–1540.

Benedetti F, Colombo C, Barbini B, Campori E, Smeraldi E: Morning sunlight reduces length of hospitalization in bipolar depression. J Affect Disord 2001; 62: 221–223.

Benedetti F, Colombo C, Pontiggia A, Bernasconi A, Florita M, Smeraldi E: Morning light treatment hastens the antidepressant effect of citalopram: a placebo-controlled trial. J Clin Psychiatry 2003; 64: 648–653.

Berson DM, Dunn FA, Takao M: Phototransduction by retinal ganglion cells that set the circadian clock. Science 2002; 295: 1070–1073.

Colombo C, Lucca A, Benedetti F, Barbini B, Campori E, Smeraldi E: Total sleep deprivation combined with lithium and light therapy in the treatment of bipolar depression: replication of main effects and interaction. Psychiatry Res 2000; 95: 43–53.

Even C, Schröder CM, Friedman S, Rouillon F: Efficacy of light therapy in nonseasonal depression: a systematic review. J Aff Disord 2008; 108: 11–23.

Forbes D, Morgan DG, Bangma J, Peacock S, Pelletier N, Adamson J: Light therapy for managing cognitive, sleep, functional, behavioural, or psychiatric disturbances in dementia (Cochrane Review).Cochrane Database Sys Rev 2009; CD003946.

Franken P, Tafti M: Genetics of sleep and sleep disorders. Front Biosci 2003; 8: e381–e397.

Gallin PF, Terman M, Remé CE, Rafferty B, Terman JS, Burde RM: Ophthalmologic examination of patients with seasonal affective disorder, before and after bright light therapy. Am J Ophthalmol 1995; 119: 202–210.

Germain A, Kupfer DJ: Circadian rhythm disturbances in depression. Hum Psychopharmacol 2008; 23: 571–85.

Golden RN, Gaynes BN, Ekstrom RD, Hamer RM, Jacobsen FM, Suppes T, Wisner KL, Nemeroff CB: The efficacy of light therapy in the treatment of mood disorders: a review and meta-analysis of the evidence. Am J Psychiatry 2005; 162: 656–662.

Goel N, Terman M, Terman JS, Macchi MM, Stewart JW: Controlled trial of bright light and negative air ions for chronic depression. Psychol Med 2005; 35: 945–955.

Kasper S, Rogers SL, Yancey A, Schulz PM, Skwerer RG, Rosenthal NE: Phototherapy in individuals with and without subsyndromal seasonal affective disorder. Arch Gen Psychiatry 1989; 46: 837–844.

Kasper S, Wehr TA, Bartko JJ, Gaist PA, Rosenthal NE: Epidemiological findings of seasonal changes in mood and behavior. A telephone survey of Montgomery County, Maryland. Arch Gen Psychiatry 1989; 46: 823–833.

Kasper S, Hajak G, Wulff K, Hoogendijk WJ, Montejo AL, Smeraldi E, Rybakowski JK, Quera Salva MA, Wirz-Justice A, Picarel-Blanchot F, Baylé FJ: Efficacy of the novel antidepressant agomelatine on the circadian rest-activity cycle, depressive and anxiety symptoms in patients with major depressive disorder. A randomized, double-blind comparison with sertraline. J Clin Psychiatry 2010, 7: 109–20.

Klein DC, Moore RY, Reppert SM: Suprachiasmatic Nucleus: The Mind's Clock; New York, Oxford University Press, 1991.

Krasnik C, Montori VM, Guyatt GH, Heels-Ansdell D, Busse JW, Medically Unexplained Syndromes Study Group: The effect of bright light therapy on depression associated with premenstrual dysphoric disorder. Am J Obstet Gynecol 2005; 193: 658–661.

Kripke DF: Light treatment for nonseasonal depression: speed, efficacy, and combined treatment. J Affect Disord 1998; 49: 109–117.

Lam RW, Tam EM: A Clinician's Guide to Using Light Therapy. Cambridge Clinical Guides, 2009.

Lambert GW, Reid C, Kaye DM, Jennings GL, Esler MD: Effect of sunlight and season on serotonin turnover in the brain. Lancet 2002; 360: 1840–1842.

Loving RT, Kripke DF, Shuchter SR: Bright light augments antidepressant effects of medication and wake therapy. Depress Anxiety 2002; 16: 1–3.

Martiny K: Adjunctive bright light in non-seasonal major depression. Acta Psychiatr Scand 2004; 110: 1–28.

Martiny K, Lunde M, Simonsen C, Clemmensen L, Poulsen DL, Solstad K, Bech P: Relapse prevention by citalopram in SAD patients responding to 1 week of light therapy. A placebo-controlled study. Acta Psychiatr Scand 2004; 109: 230–234.

Martiny K, Lunde M, Unden M, Dam H, Bech P: The lack of sustained effect of bright light in non-seasonal major depression. Psychol Med 2006; 36: 1247–1252.

Martiny K, Refsgaard E, Lund V, Lunde M, Thougaard B, Bech P: Results from a study in unipolar patients using sleep deprivation in combination with bright light therapy and sleep timing control. Soc Light Treatment Biol Rhythms Abst 2009; 21: 9.

Moscovici L, Kotler M: A multistage chronobiologic intervention for the treatment of depression: a pilot study. J Aff Disord 2009; 116: 201–7.

Neumeister A, Goessler R, Lucht M, Kapitany T, Bamas C, Kasper S: Bright light therapy stabilizes the antidepressant effect of partial sleep deprivation. Biol Psychiatry 1996; 39: 16–21.

Partonen T, Pandi-Perumal SR (eds): Seasonal Affective Disorder: Practice and Research. Oxford University Press, 2009, 2nd edition.

Phelps J: Dark therapy for bipolar disorder using amber lenses for blue light blockade. Med Hypotheses 2008; 70: 224–229.

Riemersma-Van Der Lek RF, Swaab DF, Twisk J, Hol EM, Hoogendijk WJ, Van Someren EJ: Effect of bright light and melatonin on cognitive and noncognitive function in elderly residents of group care facilities: a randomized controlled trial. JAMA 2008; 299: 2642–2655.

Roenneberg T, Wirz-Justice A, Merrow M: Life between clocks: daily temporal patterns of human chronotypes. J Biol Rhythms 2003; 18: 80–90.

Rosenthal NE, Sack DA, Gillin JC, Lewy AJ, Goodwin FK, Davenport Y, Mueller PS, Newsome DA, Wehr TA: Seasonal affective disorder. A description of the syndrome and preliminary findings with light therapy. Arch Gen Psychiatry 1984; 41: 72–80.

Sprouse J, Braselton J, Reynolds L: Fluoxetine modulates the circadian biological clock via phase advances of suprachiasmatic nucleus neuronal firing. Biol Psychiatry 2006; 60: 896–899.

Staedt J, Pless-Steinkamp C, Herfeld F, Gudlowski Y, Wirz-Justice A: Einfluss erhöhter Lichtintensität auf die Verweildauer von stationär behandelten depressiven Patienten: Vergleich der stationären Behandlungszeit 2005 und 2007 im Vivantes Klinikum Berlin Spandau. Nervenheilkunde 2009; 28: 223–226.

Stokkan Ka, Yamazaki S, Tei H, Sakaki Y, Menaker M: Entrainment of the circadian clock in the liver by feeding. Science 2001; 291: 490–493.

Terman M: On the question of mechanism in phototherapy for seasonal affective disorder: Considerations of clinical efficacy and epidemiology. J Biol Rhythms 1988; 3: 155–172.

Terman J S, Terman M, Lo E S, Cooper T B: Circadian time of morning light administration and therapeutic response in winter depression. Arch Gen Psychiatry 2001; 58: 69–75.

Terman M, Terman J S: Light therapy; in Kryger M H, Roth T, Dement W C (eds): Principles and Practice of Sleep Medicine. 4th Edition, Philadelphia, Elsevier, 2005, pp. 1424–1442.

Terman M, Terman J S: Light therapy for seasonal and nonseasonal depression: efficacy, protocol, safety, and side effects. CNS Spectr 2005; 10: 647–663.

Terman M, Terman J S: Controlled trial of naturalistic dawn simulation and negative air ionization for seasonal affective disorder. Am J Psychiatry 2006; 163: 2126–2133.

Terman M, Terman J S, Ross D C: A controlled trial of timed bright light and negative air ionization for treatment of winter depression. Arch Gen Psychiatry 1998; 55: 875–882.

Terman M: Evolving applications of light therapy. Sleep Med Rev 2007; 11: 497–507.

Tuunainen A, Kripke D F, Endo T: Light therapy for non-seasonal depression (Cochrane Review). The Cochrane Library, Chichester, UK, John Wiley & Sons, Ltd., 2004, CD004050.

Wehr T A, Turner E H, Shimada J M, Lowe C H, Barker C, Leibenluft E: Treatment of rapidly cycling bipolar patient by using extended bed rest and darkness to stabilize the timing and duration of sleep. Biol Psychiatry 1998; 43: 822–828.

Williams J B W, Terman M: Structured Interview Guide for the Hamilton Depression Rating Scale with Atypical Depression Supplement (SIGH-ADS). New York, New York State Psychiatric Institute, 2003.

Wirz-Justice A, Graw P, Kräuchi K, Wacker H R: Seasonality in affective disorders in Switzerland. Acta Psychiatr Scand Suppl 2003; 418: 92–5.

Wirz-Justice A: Biological rhythm disturbances in mood disorders. Int Clin Psychopharmacol 2006; 21: 511–515.

Wirz-Justice A, Benedetti F, Berger M, Lam R W, Martiny K, Terman M, Wu J C: Chronotherapeutics (light and wake therapy) in affective disorders. Psychol Med 2005; 35: 939–944.

Wirz-Justice A, Quinto C, Cajochen C, Werth E, Hock C: A rapid-cycling bipolar patient treated with long nights, bedrest, and light. Biol Psychiatry 1999; 45: 1075–1077.

Wirz-Justice A, Benedetti F, Terman M: Chronotherapeutics for Affective Disorders. A Clinician's Manual for Light and Wake Therapy. S. Karger, Basel, 2009.

Wirz-Justice A, Bromundt V, Cajochen C: Circadian disruption and psychiatric disorders: the importance of entrainment. Sleep Med Clin 2009; 4: 273–284.

Wu J C, Kelsoe J R, Schachat C, Bunney B G, Demodena A, Golshan S, Gillin J C, Potkin S G, Bunney W E: Rapid and sustained antidepressant response with sleep deprivation and chronotherapy in bipolar disorder. Biol Psychiatry 2009; 66: 298–301.

Die Autorinnen und Autoren

Prof. Dr. URSULA PIA JAUCH
Philosophisches Seminar, Universität Zürich
Zürichbergstrasse 43, CH-8044 Zürich
upjauch@philos.uzh.ch

Dr. med. ARMIN KOCH, Arzt für Allgemeine Medizin FMH
Akupunktur – Traditionelle Chinesische Medizin (ASA)
Lindenstrasse 2, 6060 Sarnen OW
arminkoch@hin.ch

Dr. med. BRIGITTE AUSFELD-HAFTER
Dozentin für Traditionelle Chinesische Medizin / Akupunktur
Kollegiale Instanz für Komplementärmedizin KIKOM, Universität Bern
Imhoof-Pavillon, Inselspital, CH-3010 Bern
brigitte.ausfeld-hafter@kikom.unibe.ch

lic. phil. MARKO NEDELJKOVIĆ
Wissenschaftlicher Assistent der TCM
Kollegiale Instanz für Komplementärmedizin KIKOM, Universität Bern
Imhoof-Pavillon, Inselspital, CH-3010 Bern
marko.nedeljkovic@kikom.unibe.ch

Dr. med. MARTIN FREI-ERB
Dozent für Klassische Homöopathie
Kollegiale Instanz für Komplementärmedizin KIKOM, Universität Bern
Imhoof-Pavillon, Inselspital, CH-3010 Bern
martin.frei@kikom.unibe.ch

DIETRICH VON BONIN MME
Wissenschaftlicher Mitarbeiter der Anthroposophischen Medizin
Kollegiale Instanz für Komplementärmedizin KIKOM, Universität Bern
Imhoof-Pavillon, Inselspital, CH-3010 Bern
dietrich.vonbonin@kikom.unibe.ch

Dr. med. URSULA WOLF
Dozentin für Anthroposophische Medizin
Kollegiale Instanz für Komplementärmedizin KIKOM, Universität Bern
Imhoof-Pavillon, Inselspital, CH-3010 Bern
ursula.wolf@kikom.unibe.ch

Prof. Emeritus ANNA WIRZ-JUSTICE, Ph. D.
Zentrum für Chronobiologie, Universitäre Psychiatrische Kliniken Basel
Wilhelm Klein Strasse 27, CH-4012 Basel
anna.wirz-justice@unibas.ch

Dr. med. CARMEN M. SCHRÖDER
Universitäre Schlafklinik, Fachabteilung Neurologie
& Fachabteilung Psychiatrie und Psychotherapie, Universitäre Kliniken Strassburg
1 place de l'hôpital, F-67091 Strassburg, Frankreich
carmen.schroder@chru-strasbourg.fr

Komplementäre Medizin im interdisziplinären Diskurs

herausgegeben von

Dr. med. Brigitte Ausfeld-Hafter
Dr. med. Martin Frei-Erb
Dr. med. Ursula Wolf

(Kollegiale Instanz für Komplementärmedizin
der Universität Bern, KIKOM)

In dieser Reihe kommen einerseits die erstmals an der Universität vertretenen komplementärmedizinischen Richtungen zur Sprache, andererseits soll durch eine interdisziplinäre Behandlung fundamentaler Fragen eine weitergehende Diskussion über Themen angeregt werden, welche für die gesamte Medizin und die mit ihr verbundenen Wissenschaften von Bedeutung ist. Damit möchte diese Reihe einen Beitrag zur Entwicklung einer neuen medizinischen Gesamtkultur leisten, die von vielen für das angebrochene einundzwanzigste Jahrhundert erwartet wird und die in gleichwertiger Weise materielle und geistige Aspekte des Menschseins umfasst.
Die Reihe wird herausgegeben von der Kollegialen Instanz für Komplementärmedizin (KIKOM), die 1995 an der Universität Bern durch die Veranlassung einer Volksinitiative als Lehrstuhl-Äquivalent mit je einer Dozentur für Anthroposophische Medizin, Traditionelle Chinesische Medizin/Akupunktur, Homöopathie und Neuraltherapie eingerichtet worden ist.

Verzeichnis der bisher erschienenen Bände: